EMBARAZO
A - Z

Diccionario Inglés - Español

Edita Ciglenečki

Copyright © 2018 Edita Ciglenečki
All rights reserved.
ISBN-13: 978-1984055651
ISBN-10: 1984055658

INTRODUCCIÓN - INTRODUCTION

INTRODUCCIÓN

Este diccionario del embarazo inglés-español proporciona de forma breve, clara y suficiente unos 2200 términos que cubren partes del cuerpo humano; síntomas y enfermedades; farmacia; facilidades médicas, procedimientos y asistencia médica; exámenes médicos; embarazo y obstetricia.

INTRODUCTION

Consisting of over 2200 terms concerning a pregnancy, this English-Spanish dictionary is practical time-saving and easy-to-understand tool for both medical professionals and future parents. All topics, including the parts of human body, different types of injuries, symptoms and diseases, pharmacy, medical facilities, medical procedures, diagnostics, pregnancy and obstetrics, are organized alphabetically in A to Z order.

CONTENIDO - CONTENTS

EMBARAZO
A - Z

Diccionario Inglés - Español

Abdominal aorta	Aorta abdominal
Abdominal aortic aneurysm	Aneurisma de aorta abdominal
Abdominal colic	Cólico abdominal
Abdominal pain	Dolor abdominal
Abdominal ultrasound	Ecografía abdominal (ultrasonido abdominal)
Abdominal wall	Pared abdominal
Abdominal wall tension	Tensión de la pared abdominal
Aberrant pancreas	Pancreas aberrante
Abnormal flexibility	Flexibilidad anormal
Abnormal twisting of the intestines (volvulus)	Retorcimiento anormal del intestino (vólvulo)
Abnormally heavy menstrual period (menorrhagia)	Pérdida de sangre ma-yor durante la menstruación (menorragia)
Abnormally large intake of food (hyperphagia)	Ingestas descontroladas de alimentos (hiperfagia)
Abortifacients	Fármacos abortivos
Abortion (pregnancy termination)	Aborto inducido
Aboulia (disorder of diminished motivation)	Abulia
Abrasion	Abrasión (escoriación)
Abscess	Absceso
Absence in development of an organ (aplasia of an organ)	Desarrollo detenido de un órgano (aplasia de un órgano)
Absence of menstrual period (amenorrhea)	Ausencia de la men-struación (amenorrea)
Absence of pulse	Pérdida de pulso
Accelerated basal metabolism	Metabolismo basal acelerado
Accelerated pulse rate	Pulso acelerado
Accident	Accidente
Acetabulum	Acetábulo
Acetylcholine	Acetilcolina
Acidosis	Acidosis
Acne	Acné
Acne vulgaris	Acné común (acne vulgaris)
Acrophobia (fear of heights)	Acrofobia (miedo a las alturas)
Activated carbon	Carbón activado
Active fetal movement	Movimiento fetal
Acute abdomen	Abdomen agudo
Acute appendicitis	Apendicitis aguda
Acute gastric dilatation	Dilatación aguda del estómago
Acute kidney failure	Insuficiencia renal aguda
Acute pain	Dolor agudo
Acute pulmonary heart	Cor pulmonale agudo
Addiction	Adicción (dependencia)
Adenohypophysis	Adenohipófisis
Adenopathy	Adenopatía
Administration of drugs	Administración de fármacos
Adrenal gland	Glándula suprarrenal
Adrenalin (adrenaline)	Adrenalina
Aerosol	Aerosol
After meal	Después de una comida
Afternoon	Tarde
Agenesis (absence of an organ)	Agenesia (ausencia de un órgano)
Agglutination tests	Análisis de aglutinación
Agglutinin	Aglutinina
Agglutinogen	Aglutinógeno
Agnail (hangnail)	Padrastro
AIDS (acquired immune deficiency syndrome)	SIDA (síndrome de inmunodeficiencia adquirida)
Air embolism (gas embolism)	Embolia gaseosa
Airway (cannula)	Cánula
Alarm	Alarma
Alarm signal	Señal de alarma
Albinism	Albinismo
Albumin	Albúmina
Albuminuria	Albuminuria
Alcohol	Alcol
Alcohol poisoning	Intoxicación por alcohol
Alcoholism	Alcoholismo
Aldosterone	Aldosterona
Aldosteronism (hy-peraldosteronism)	Aldosteronismo (hi-peraldosteronismo)
Alkaline phosphatase	Fosfatasa alcalina
Alkalosis	Alcalosis
Allergy	Alergia

Almond oil	Aceite de almendras dulces	**Ankylosis (joint stiffness)**	Anquilosis
Alopecia	Alopecia	**Anorexia**	Anorexia
Alpha -fetoprotein test (AFP test)	Prueba de alfa-fetoproteína	**Anoscopy**	Anoscopía
		Antacid	Antiácido
Altitude sickness (acute mountain sickness)	Mal de montaña (mal de altura)	**Anti-diabetic drug**	Antidiabético
		Anti-inflammatory	Antiinflamatorio (antiflogístico)
Alveolus	Alvéolo	**Anti-obesity medication**	Fármaco antiobesidad
Ambu bag valve mask	Bolsa Ambú de ventilación manual	**Antialcoholic drug**	Fármaco antialcohólico
Ambulance	Ambulancia		
Ambulance (clinic)	Enfermería	**Antiallergic drug**	Antialérgico
Amino acid	Aminoácido	**Antianemic**	Antianémico
Aminophylline	Aminofilina	**Antiarrhythmic agent**	Agente antiarrítmico
Ammonia	Amoníaco		
Amnesia	Amnesia	**Antibiogram**	Antibiograma
Amniocentesis	Amniocentesis	**Antibiotic**	Antibiótico
Amnioscopy	Amnioscopia	**Anticoagulant**	Anticoagulante
Amniotic fluid	Líquido amniótico	**Anticonvulsant**	Anticonvulsivo (antiepiléptico)
Amniotic sac	Saco amniótico		
Ampicillin	Ampicilina	**Antidepressant**	Antidepresivo
Ampoule	Ampolla (recipiente)	**Antidiarrhoeal drug**	Antidiarréico
Amputation	Amputación	**Antidiuretic hormone (vasopressin)**	Hormona anidiurética (arginina vasopresina)
Anal abscess	Absceso anal		
Anal atresia	Atresia anal		
Anal bleeding	Pérdida de sangre a través del ano (rectorragia)	**Antidote**	Antídoto
		Antiemetic and motion sickness drug	Antiemético
Anal fissure	Fisura anal		
Anal fistula	Fístula anal		
Analgesia (loss of pain sensation)	Analgesia	**Antihelminthic**	Antihelmíntico
		Antihemorrhagic (hemostatic)	Hemostático
Analgesic (painkiller)	Analgésico		
		Antihistamine	Antihistamínico
Anaphylactic shock	Choque anafiláctico	**Antihypertensive drug**	Antihipertensivo
Anemia	Anemia		
Anencephaly	Anencefalia	**Antimalarial drug**	Antimalárico
Anesthesia	Anestesia	**Antimycotic**	Antimicótico (antifúngico)
Anesthetic	Anestésico		
Aneurysm (aneurism)	Aneurisma	**Antioxidant**	Antioxidante
Aneurysm rupture	Ruptura del aneurisma	**Antiperspirant**	Desodorante
		Antiprotozoal agent	Antiprotozoario
Angina	Angina	**Antipsychotic**	Antipsicótico
Angina pectoris	Angina de pecho (angor, angor pectoris)	**Antipyretic**	Antipirético
		Antirheumatic drug	Antireumático
		Antiseptic	Antiséptico
Angioedema (angioneurotic edema)	Angioedema (edema de Quincke)	**Antiserum**	Antisuero
		Antitoxin	Antitoxina
		Antitubercular agent	Fármaco tuberculostático
Angiography	Angiografía		
Ankle arthrosis	Artrosis de tobillo	**Antiviral drug**	Fármaco antiviral
Ankle distortion	Distorsión del tobillo		
Ankle joint	Tobillo		

Anuria (passage of urine < 100 ml in 24 hours)	Anuria (menos de 100ml de orina en 24h)
Anus	Ano
Anvil (incus)	Yunque
Anxiety	Ansiedad
Aorta	Aorta
Aortic aneurysm	Aneurisma de aorta
Aortic valve	Válvula sigmoidea aórtica
Aortic valve stenosis	Estenosis de la válvula aórtica
Aortography	Aortografía
Aphtha (mouth ulcer)	Afta (úlcera en la mucosa oral)
Aplasia	Aplasia
Aponeurosis	Aponeurosis
Apoplexy	Apoplejía (golpe apoplético)
Appetite	Apetito
Appetite changes	Cambios en el apetito
Arachnoid mater	Aracnoides
Arm	Brazo
Armpit (axilla, underarm)	Sobaco (axila)
Arrhythmia	Arrítmia
Arterial bleeding	Hemorragia arterial
Arterial embolism	Embolia arterial
Arteriography	Arteriografía
Arteriole	Arteriola
Arteriosclerosis	Arteriosclerosis
Artery	Arteria
Arthrodesis	Artrodesis
Arthroscopy	Artroscopia
Articular capsule (joint capsule)	Cápsula articular
Artificial insemination	Inseminación artificial
Artificial respiration	Respiración artificial
Ascites	Ascitis
Aspartate transaminase (SGOT)	Aspartato aminotransferasa (AST, transaminasa glutámico-oxalacética GOT)
Asphyxia	Asfixia
Aspirin	Aspirina
Asthma	Asma
Astigmatism	Astigmatismo
Astrocyte	Astrocito
At noon	A mediodía
Atony (atonia)	Atonía
Atrial fibrillation	Fibrilación auricular
Atrial septal defect	Comunicación interauricular
Atrioventricular block (AV block)	Bloqueo auriculoventricular
Atrioventricular node	Nódulo auriculoventricular
Atrophy	Atrofia
Atropine	Atropina
Attack	Ataque
Audiometry	Audiometría
Auditory canal (ear canal)	Conducto auditivo externo
Autism	Autismo
Autoimmune disease	Enfermedad autoinmune
Autopsy	Autopsia
Aviophobia (fear of flying)	Aerofobia (miedo a volar)
Avitaminosis	Avitaminosis
Baby colic	Cólico del recién nacido
Back	Espalda
Back pain (dorsalgia)	Dolor de espalda (dorsalgia)
Bacteremia	Bacteriemia (bacteremia)
Bacteria	Bacteria
Bacterial infection	Infección bacteriana
Bacterial vaginosis	Vaginosis bacteriana
Bacteriuria	Bacteriuria
Bad breath (halitosis)	Mal aliento (halitosis)
Balance disorder	Trastorno del equilibrio
Balance training	Entrenamiento del equilibrio
Bandage	Venda
Barbiturate	Barbitúrico
Barium enema	Enema de bario con doble contraste
Barium meal (upper gastrointestinal series)	Radiografía de esófago, estómago y duodeno tomada con comida baritada
Barotrauma	Barotraumatismo (barotrauma)
Bartholin's gland	Glándula de Bartolino
Basophil granulocyte	Basófilo
Bath (wash)	Darse un baño
Bathroom	Cuarto de baño
Bed	Cama
Bed rest	Guardar cama

Bedsore (decubitus ulcer)	Úlcera de decúbito
Behavioral disorder	Trastorno del comportamiento
Behind	Detrás
Belly (abdomen)	Abdomen (panza)
Benign positional vertigo	Vértigo posicional paroxístico benigno
Benign tumor	Tumor benigno
Benzidine stool test	Prueba de la bencidina
Bile duct	Vía biliar
Bilirubin	Bilirrubina
Biochemical blood tests	Exámenes bioquímicos de sangre
Biological parent	Padre biológico
Biomarker	Marcador biológico
Biophysical profile of the fetus	Perfil biofísico fetal
Biopsy	Biopsia
Bipolar disorder (manic-depressive psychosis)	Trastorno bipolar (psicosis maníaco-depresiva)
Birth canal	Canal del parto
Birthmark (nevus)	Nevus (nevo)
Bite	Morder
Bite	Mordedura
Bite by rabies infected animal	Mordedura de un animal enfermo de rabia
Bite wound	Herida por mordedura
Black stool (melena)	Heces negras (melena)
Bladder stone (urolithiasis)	Cálculo en el tracto urinario (urolitiasis)
Blanket	Manta (cobija)
Blastocyst	Blastocisto
Bleeding (haemorrhage)	Desangramiento (hemorragia)
Bleeding into the fallopian tube (hematosalpinx)	Colección de sangre en la trompa de Falopio (hematosalpinx)
Blindness	Ceguera
Blister	Ampolla
Blister (corn)	Ampolla (callo)
Bloating and gases (flatulence)	Hinchazón y gases (flatulencia, ventosidad)
Blood	Sangre
Blood clot (thrombus)	Coágulo sanguíneo (trombo)
Blood culture	Hemocultivo
Blood donation	Donación de sangre
Blood gas test	Prueba de gases en la sangre
Blood group	Grupo sanguíneo
Blood group 0	Grupo sanguíneo 0
Blood group A	Grupo sanguíneoA
Blood group AB	Grupo sanguíneo AB
Blood group B	Grupo sanguíneo B
Blood in cerebrospinal fluid	Sangre en el líquido cefalorraquídeo
Blood in sputum (hemoptysis)	Sangre en el esputo (hemoptisis)
Blood in stool (hematochezia)	Sangre en las heces (hematochezia)
Blood in urine (hematuria)	Sangre en la orina (hematuria)
Blood pressure fall	Caída de la presión arterial
Blood pressure meter (sphy-gmomanometer)	Tensiómetro (esfigmomanómetro)
Blood pressure monitoring	Monitorización de la presión arterial
Blood sugar concetration (glucose level)	Concentración de glucosa en sangre
Blood urea nitrogen test (BUN)	Nitrógeno ureico en sangre (BUN)
Blood vessel	Vaso sanguíneo
Blood vessel diseases	Enfermedades de los vasos sanguíneos
Body	Cuerpo
Body fluid	Fluido corporal
Body length of a newborn	Talla de un neonato
Body positioner	Almohada de posicionamiento
Bone	Hueso
Bone densitometry (dual energy X-ray absorpriometry)	Densitometría ósea
Bone marrow	Médula ósea
Bone marrow biopsy	Biopsia de médula ósea
Bone scintigraphy	Gammagrafía ósea
Bone X-ray (bone radiography)	Radiografía de hueso (radiografía ósea)
Borderline personality disorder	Trastorno límite de la personalidad
Boric acid	Ácido bórico
Brain	Cerebro
Brain compression	Compresión cerebral
Brain concussion	Conmoción cerebral
Brain development anomaly	Malformación del desarrollo cerebral

Brain marrow	Médula cerebral
Brain stem	Tronco del encéfalo
Brain ventricle	Ventrículo cerebral
Brain ventricle biopsy	Biopsia cerebral
Braxton Hicks contractons	Contracción de Braxton Hicks
Breakfast	Desayuno
Breast	Mama
Breast examination	Exploración física de mama
Breast implant	Implante de mama
Breast pain (mastalgia)	Dolor en la mama (mastalgia)
Breast pump	Sacaleches
Breast ultrasound	Ecografía de mama (ultrasonido de mama)
Breastbone (sternum)	Esternón
Breastfeeding	Lactancia materna
Breathing	Respiración
Breathing difficulty	Dificultad de respiración
Breathing exercises	Ejercicios de respiración
Breathing sound due to blockage in the airway (stridor)	Estridor
Breech	Nalga
Breech position	Posición de nalgas
Broken bone (bone fracture)	Fractura de hueso
Bromsulphalein liver function test	Prueba de la función hepática con bromosulfaleína
Bronchiole	Bronquiolo
Bronchodilator	Broncodilatador
Bronchography	Broncografía
Bronchoscopy	Broncoscopia
Bronchospasm	Broncoespasmo
Bronchus	Bronquio
Brown urine	Orina de color marrón
Bruise (ecchymosis)	Moretón (equimosis)
Bulbourethral gland (Cowper's gland)	Glándula bulbouretral (glándula de Cowper)
Bulging eyes (exophthalmos)	Exoftalmos
Bulimia	Bulimia
Bundle branch block	Bloqueo de rama
Bundle of His	Haz de His
Burn	Quemadura
Burning sensation	Sensación de ardor
Burping (belching)	Eructo
Bypass	By-pass
CA 125 (cancer antigen 125)	Marcador tumoral CA 125
CA 19-9 (carbohydrate antigen)	CA 19-9 (antígeno carbohidrato 19-9)
Caffeine	Cafeína
Calcaneus	Calcáneo
Calcification	Calcificación
Calcitonin	Calcitonina
Calcium	Calcio
Calf	Pantorrilla
Call for help	Llamada de socorro
Calling of the time of death	Determinación del tiempo de muerte
Callosity (thickening)	Callosidad (callo)
Canal of Schlemm	Canal de Schlemm
Candidiasis (thrush)	Candidiasis
Canine tooth	Canino (diente colmillo)
Capillary	Capilar
Capillary hemangioma (infantile hemangioma, strawberry hemangioma)	Hemangioma capilar (marca de fresa)
Capsule	Cápsula
Car accident	Accidente automovilístico (siniestro de tráfico)
Carbohydrate	Carbohidrato
Carcinoembryonic antigen (CEA)	Antígeno carcinoembrionario
Cardiac arrest (cardiopulmonary arrest)	Paro cardiaco (parada cardiorrespiratoria)
Cardiac arrhythmia	Arrítmia cardíaca
Cardiac atrium	Aurícula cardíaca (atrio)
Cardiac catheterization (heart cath, angiocardiography)	Cateterismo cardíaco
Cardiac decompensation	Descompensación cardíaca
Cardiac muscle (myocardium)	Miocardio
Cardiac ultrasound (echocardiography)	Ecocardiografía

Cardiac ventricle	Ventrículo cardíaco
Cardiogenic shock	Choque cardiogénico
Cardiomyopathy	Miocardiopatía
Cardiotocography	Cardiotocografía
Cardiotonic agent	Cardiotónico
Carpus	Carpo
Cartilage	Cartílago
Cartilage ring	Cartílago circoides
Castor oil	Aceite de ricino
Cat cry syndrome (5p minus syndrome, Lejeune's syndrome)	Síndrome del maullido del gato (síndrome de Lejeune)
Catecholamine	Catecolamina
Catheter	Catéter
Catheter angiography	Angiografía por catéter
Cause of death	Causa de muerte
Cauterization	Cauterización
Cell	Célula
Cellulitis	Celulitis
Cementum	Cemento dental
Central venous pressure (CVP)	Presión venosa central
Cephalocele	Cefalocele
Cephalometry	Cefalometría
Cephalosporin	Cefalosporina
Cercaria	Cercaria
Cerclage	Cerclaje
Cerebellum	Cerebelo
Cerebral aneurysm	Aneurisma cerebral
Cerebral angiography	Angiografía cerebral
Cerebral contusion	Contusión cerebral
Cerebral cortex	Corteza cerebral
Cerebral edema	Edema cerebral
Cerebral palsy	Parálisis cerebral
Cerebrospinal fluid	Líquido cefalorraquídeo (líquido cerebrospinal)
Cerebrospinal fluid analysis	Análisis del líquido cefalorraquídeo
Cerebrospinal fluid culture	Cultivo de líquido cefalorraquídeo
Cerebrovascular anomaly	Malformación arteriovenosa cerebral
Cerebrum (telencephalon)	Telencéfalo
Cervical conization	Conización
Cervical dilation	Dilatación del cuello uterino

Cervical dysplasia	Displasia del cuello uterino
Cervical erosion	Erosión cervical
Cervical incompetence	Incompetencia cervical
Cervical polyp	Pólipo cervical
Cesarean section (C-section)	Cesárea
Chadwick's sign	Signo de Chadwick
Chamber -pot	Orinal
Chamomile	Manzanilla
Changes in consciousness	Cambios en la conciencia
Changes in moles	Cambios en los lunares
Changes in mucous membrane	Cambios en la membrana mucosa
Changes in olfactory sensation	Cambios en la sensibilidad olfatoria
Changes in shape of bones	Cambios en la forma de los huesos
Changes in tactile sensation	Cambios en la sensibilidad táctil
Changes in taste sensation	Cambios en la sensación de sabores
Cheek	Mejilla (carrillo)
Chemical pollution	Polución química
Chemotherapy	Quimioterapia
Chest	Pecho
Chest pain	Dolor torácico
Chest X-ray	Radiografía de tórax
Chicken-pox	Varicela
Chilblain (perniosis)	Sabañón
Childbirth	Parto
Childhood infectious diseases	Enfermedades infantiles contagiosas
Chin	Barbilla (mentón)
Chlamydia infection	Infección por clamidia
Chloramphenicol	Cloranfenicol
Chlorine	Cloro
Choking (suffocation)	Atragantamiento
Cholangiography	Colangiografía
Cholesterol	Colesterol
Choriocarcinoma	Coriocarcinoma
Chorion	Corion
Chorion-gonadotrophin	Gonadotropina coriónica
Chorionic villi	Vellosidades coriónicas

Chorionic villus sampling	Muestra de vellosidades coriónicas	**Condom**	Preservativo (condón, profiláctico)
Choroid	Coroides	**Confusion**	Confusión
Chronic pain	Dolor crónico	**Congenital aneurysm of arteries at the base of the brain**	Aneurisma congénito arterial de la base del cerebro
Chronic renal failure	Insuficiencia renal crónica		
Ciliary muscle	Músculo ciliar		
Circumcision	Circuncisión	**Congenital dysplasia of the hip (congenital hip dislocation)**	Displasia congénita de la cadera (luxación congénita de cadera)
Claustrophobia (fear of closed space)	Claustrofobia (miedo a los espacios cerrados)		
Cleansing	Purificación	**Congenital heart defect**	Malformación cardiaca congénita
Cleft lip and palate	Labio leporino (fisura labial)	**Congenital heart disease (congenital cardiopathy)**	Cardiopatía congénita
Clitoris	Clítoris		
Close	Cerrar		
Club foot (talipes equinovarus)	Pie equinovaro (talipes equinovarus, pie bot, pie retorcido)	**Congenital pyloric stenosis**	Estenosis congénita del píloro
		Constipation (obstipation)	Estreñimiento
Coagulation factor deficiency	Deficiencia de factor de coagulación	**Contact lenses**	Lentes de contacto (lentillas, pupilentes)
Coarctation of the aorta	Coartación de la aorta	**Contact lenses cleaning solution**	Solución limpiadora de lentes de contacto
Cobalt	Cobalto	**Contagious**	Contagioso
Coccygeal vertebra	Vértebra coccígea	**Contraceptive**	Anticonceptivo
Cochlea	Cóclea (caracol)	**Contraceptive foam**	Espuma anticonceptiva
Codeine	Codeína		
Coeliac disease (celiac disease)	Celiaquía (enfermedad celíaca)	**Contraceptive pill (oral contraceptive)**	Píldora anticonceptiva
Colic	Cólico	**Contraceptive sponge**	Esponja anticonceptiva
Collagen	Colágeno		
Collapse	Colapso	**Contracted pelvis**	Pelvis contraída
Collarbone (clavicle)	Clavícula	**Contracture**	Contractura
		Contrast medium	Medio de contraste
Collision	Colisión	**Contusion**	Contusión
Colon diverticulum	Divertículo del colon		
Colon polyp	Pólipo de colon	**Convulsions**	Convulsiones
Colonoscopy	Colonoscopia	**Copper**	Cobre
Colposcopy	Colposcopia	**Cordocentesis**	Cordocentesis
Coma	Coma	**Cornea**	Córnea
Comminuted fracture	Fractura cominuta	**Coronary artery**	Arteria coronaria
		Coronary catheterization (coronarography)	Coronariografía
Common cold	Resfriado común (resfrío)		
Complete blood count	Hemograma (conteo sanguíneo completo)	**Coronary disease**	Enfermedad coronaria
Compress	Compresa	**Corpse**	Cadáver
Computed tomography (CT)	Tomografía computada	**Corpus luteum**	Cuerpo lúteo (cuerpo amarillo)
Conception	Fecundación (fertilización)	**Corticosteroid**	Corticosteroide
		Corticosterone	Corticosterona

Corticotropin (adrenocorticotropic hormone)	Hormona adrenocorticotropa (corticotropina, corticotrofina)
Cortisol	Cortisol (hidrocortisona)
Cortisone	Cortisona
Cotton-wool	Algodón hidrófilo
Cough	Tos
Cover	Cubrecama (colcha, manta)
CPR mask	Máscara de reanimación
Cradle cap (infantile seborrhoeic dermatitis)	Dermatitis seborreica infantil
Cranial nerve	Nervio craneal
Crown of a tooth	Corona del diente
Crust (scab)	Costra
Crutch	Muleta
Cryoextraction	Crío-extracción
Cryptorchidism	Criptorquidismo
Curettage	Legrado
Cut	Cortar
Cut wound	Herida por corte
Cyanosis	Cianosis
Cyst	Quiste
Cystic fibrosis	Fibrosis quística (mucoviscidosis)
Cystography	Cistografía
Cystoscopy	Cistoscopia
Cytology	Citología
Cytomegalovirus (CMV)	Citomegalovirus (CMV)
Cytostatic	Citostático
Daltonism	Daltonismo
Dandruff	Caspa
Day	Día
Day blindness (hemeralopia)	Falta de visión en luz brillante (hemeralopia)
Deafness	Sordera
Death	Muerte
Debris	Materia de desperdicio
Decompression sickness (diver's disease, caisson disease)	Síndrome de decompresión (enfermedad de los buzos, mal de presión)
Decreased body temperature (hypothermia)	Temperatura corporal baja (hipotermia)

Decreased production of urine (oliguria)	Disminución de producción de orina (oliguria)
Defecation	Defecación
Defecography	Defecografía
Defibrillation	Desfibrilación
Defibrillator	Desfibrilador
Dehydration	Deshidratación
Delayed puberty	Retraso de la pubertad
Delirium	Delirio
Delivery room	Sala de partos
Dementia	Demencia
Demineralization	Desmineralización
Dendrite	Dendrita
Dental caries	Caries
Dental crown	Corona
Dental extraction	Exodoncia dental
Dental filling	Empaste (emplomadura)
Dental floss	Seda dental (hilo dental)
Dental plaque (dental tartar)	Placa dental
Dental pulp	Pulpa dentaria
Dental X-ray	Radiografía dental
Dentin	Dentina
Dentist	Dentista
Deoxyribonucleic acid (DNA)	Ácido desoxirribonucleico
Depression	Depresión
Dermatoscopy (dermoscopy)	Dermatoscopia
Development anomalies	Anomalías del desarrollo
Diabetes	Diabetes
Diabetic coma	Coma diabético
Diabetic ketoacidosis	Cetoacidosis diabética
Diabetic nephropathy	Nefropatía diabética
Diabetic neuropathy	Neuropatía diabética
Diabetic retinopathy	Retinopatía diabética
Diagnosis	Diagnóstico
Dialysis	Diálisis
Diaper	Pañal
Diaphragm	Diafragma
Diaphragm (Dutch cap)	Diafragma
Diarrhea	Diarrea
Die	Morir
Diencephalon	Diencéfalo
Diet	Régimen (dieta)

Differential diagnosis	Diagnóstico diferencial
Difficult defecation (tenesmus)	Dificultad para la defecación (tenesmo rectal)
Difficult swallowing (dysphagia)	Dificultad para tragar (disfagia)
Difficult urination (dysuria)	Dificultad al orinar (disuria)
Digestion	Digestión
Digestive	Digestivo
Digital subtraction angiography	Angiografía de sustracción digital
Dilated fundus examination	Exámen dilatado de fundus
Dining-room	Comedor
Dinner (supper)	Cena
Discarthrosis (degenerative disc disease)	Discartrosis
Discharge	Flujo (descarga, secreción)
Dislocated fragments	Dislocación de los fragmentos
Dislocation (luxation)	Luxación (lujación, dislocación)
Disorientation	Desorientación
Disseminated intravascular coagulation	Coagulación intravascular diseminada
Diuretic	Diurético
Dizygotic twins (biovular twins)	Gemelos dicigóticos (mellizos)
Dizziness (vertigo)	Vértigo
DNA analysis	Análisis de DNA
Doctor (physician)	Médico
Doctor's office	Consultorio de médico
Domestic accident	Accidente doméstico
Donor	Donante
Door	Puerta
Doppler echocardiography	Ecocardiografía doppler
Dose	Dosis
Double vision (diplopia)	Visión doble (diplopía)
Down (below)	Abajo
Down syndrome (trisomy 21)	Síndrome de Down (trisomía 21)
Drain tube	Sonda de drenaje
Drainage	Drenaje
Dressing	Apósito
Drill	Taladro
Drooling (ptyalism, sialorrhea, slobbering)	Sialorrea (ptialismo)
Drooping of the upper eyelid (blepharoptosis)	Despredimiento del párpado superior (blefaroptosis)
Drops	Gotas
Drowning	Ahogamiento
Drug addiction	Adicción a las drogas (drogodependencia)
Drug allergy	Alergia al medicamento
Drug induced pupillary dilatation	Dilatación pupilar inducida por fármacos
Drug overdose	Sobredosis por droga
Drug side-effects	Reacción adversa a medicamento
Dry cough	Tos seca (tos perruna)
Dry eyes (keratoconjuctivitis sicca)	Sequedad de los ojos (xeroftalmia)
Dry mouth (xerostomia)	Sequedad de la boca (xerostomía)
Ductus arteriosus (ductus Botalli shunt)	Ductus arteriosus (conducto arterioso de Botal)
Dull pain	Dolor sordo
Dullness in limbs	Torpeza en las extremidades
Duodenum	Duodeno
Dura mater	Duramadre
Duration of contraction	Duración de las contracciones uterinas
Duration of pregnancy	Duración del embarazo
Dwarfism (nanism)	Enanismo
Dynamometer	Dinamómetro
Dyslexia	Dislexia
Dyspepsia (upset stomach)	Dispepsia (indigestión)
Dystonia	Distonía
Ear	Óido
Ear drops	Gotas óticas
Eardrum (tympanic membrane)	Tímpano
Early symptom (prodrome)	Síndrome prodrómico
Earwax (cerumen)	Cerumen (cerilla)
Eating disorder	Trastorno alimentario

Echoencephalography	Ecoencefalografia	**Embolism**	Embolia
Eclampsia	Eclampsia	**Embryo**	Embrión
Ectopic pregnancy (extrauterine pregnancy)	Embarazo ectópico	**Embryonal carcinoma**	Carcinoma embrional
Eczema	Eccema (eczema)	**Emergency medical services**	Servicios médicos de emergencia
Edema	Edema (hidropesía)	**Emulsion**	Emulsión
Edwards syndrome (trisomy 18)	Síndrome de Edwards (trisomía del 18)	**Encephalocele**	Encefalocele
Egg donation	Donación de ovocitos	**Encephalopathy**	Encefalopatía
Eight	Ocho	**Endometrial biopsy**	Biopsia endometrial
Eight hundred	Ochocientos	**Endometrial carcinoma**	Carcinoma de endometrio
Eighteen	Dieciocho	**Endometrial hyperplasia**	Hiperplasia endometrial
Eighteenth	Decimoctavo	**Endometrial polyp (uterine polyp)**	Pólipo endometrial
Eighteenth week	Decimoctava semana	**Endometriosis**	Endometriosis
Eighth	Octavo	**Endoscopic retrograde cholangiopancreatography (ERCP)**	Colangiopancreatografía retrógrada endoscópica
Eighth month	Octavo mes	**Endoscopy**	Endoscopia
Eighth week	Octava semana	**Endotoxic shock**	Choque endotoxico
Eighty	Ochenta	**Endotracheal tube**	Sonda endotraqueal
Ejaculation	Eyaculación	**Enema (clyster)**	Enema (clisma)
Ejaculatory duct	Conducto eyaculador	**Enlarged liver (hepatomegaly)**	Aumento del tamaño del hígado (hepatomegalia)
Elastin	Elastina	**Enlarged lymph nodes (lymphadenopathy)**	Aumento de volumen de los ganglios linfáticos (linfadenopatía)
Elbow	Codo	**Enlarged pupils**	Pupilas dilatadas
Elbow joint	Articulación del codo	**Enlarged tongue (macroglossia)**	Lengua más grande de lo normal (macroglosia)
Electric shock	Choque eléctrico	**Enteroscopy**	Enteroscopia
Electric shock burn	Quemadura eléctrica	**Eosinophil**	Eosinófilo
Electrocardiography (ECG)	Electrocardiografía (ECG, EKG)	**EPH gestosis (preeclampsia)**	Preeclampsia
Electrode	Electrodo	**Epidemic**	Epidemia
Electrode conductive gel	Gel conductor	**Epididymis**	Epidídimo
Electroencephalography (EEG)	Electroencefalografía	**Epidural bleeding**	Hemorragia epidural
Electrolyte	Electrolito	**Epidural hematoma**	Hematoma epidural
Electromagnetic hypersensitivity	Hipersensibilidad electromagnética	**Epigastric pain**	Dolor epigástrico
Electromyography (EMG)	Electromiografía	**Epilepsy**	Epilepsia
Electroneurography	Electroneurografía	**Episiotomy**	Episiotomía
Electroretinography	Electrorretinografía	**Ergometry test**	Ergometría
Electrosurgery	Electrocirurgía	**Erythrocyte (red blood cell)**	Eritrocito (glóbulo rojo)
Electrotherapy	Electroterapia	**Erythrocyte sedimentation rate**	Velocidad de sedimentación globular
Elephantiasis (lymphedema)	Elefantiasis	**Erythromycin**	Eritromicina
Elevated body temperature	Aumento en la temperatura corporal	**Escape chair**	Silla de evacuación
Elevator	Elevador		
Eleven	Once		
Eleventh	Undécimo		
Eleventh week	Undécima semana		

Esophageal manometry	Manometría esofágica	**Farsightedness (hyperopia)**	Hipermetropía
Esophagogastroduodenoscopy	Esofagogastroduodenoscopia	**Fat**	Grasa
Essential hypertension	Hipertensión esencial	**Fat embolism**	Embolismo graso
Essential oil	Aceite esencial	**Fat tissue**	Tejido graso (tejido adiposo)
Estradiol	Estradiol	**Father**	Padre
Estrogen	Estrógeno	**Fatigue (exhaustion, lethargy)**	Cansancio (fatiga, letargo, astenia)
Estrogen deficiency	Deficiencia de estrógenos	**Febrile convulsions**	Convulsiones febriles
Evening	Anochecer	**Feeding tube**	Sonda de alimentación
Exanthem	Exantema	**Fentanyl**	Fentanilo
Exanthema subitum (roseola infantum, sixth disease)	Roséola (exantema súbito)	**Fetal alcohol syndrome**	Síndrome de alcoholismo fetal
Exasperation	Exasperación	**Fetal anomalies (fetal abnormalities)**	Anomalías fetales
Excessive hunger (polyphagia)	Aumento anormal de la necesidad de comer (polifagia)	**Fetal development**	Desarrollo fetal
Excessive secretion of saliva (hypersalivation)	Excesiva producción de saliva (hipersalivación)	**Fetal hypotrophy**	Hipotrofia fetal
Excessive sweating (hyperhidrosis)	Excesiva producción de sudor (hiperhidrosis)	**Fetal pH-metry**	pH-metría fetal
Exercise	Ejercicio	**Fetal weight (birth mass)**	Peso al nacer
Expectorant	Expectorante	**Fetoscopy**	Fetoscopia
Expectoration of blood (hemoptysis)	Expectoración de sangre (hemoptisis)	**Fetus**	Feto
Explosive wound	Lesión por explosión	**Fever**	Fiebre
Expulsion of placenta	Expulsión de la placenta	**Fibrin**	Fibrina
Expulsion of the baby	Expulsión del producto	**Fibrinogen**	Fibrinógeno
Expulsion of undigested food from stomack to the mouth (regurgitation)	Regreso del contenido alimentario a través del esófago (regurgitación)	**Fibroblast**	Fibroblasto (célula fija)
External bleeding	Sangrado externo (hemorragia externa)	**Fibrocystic breast disease**	Mastitis quística crónica (enfermedad fibroquística)
Eye	Ojo	**Fifteen**	Quince
Eye drops	Colirio	**Fifteenth**	Decimoquinto
Eye orbit	Órbita	**Fifteenth week**	Decimoquinta semana
Eyeball	Globo ocular	**Fifth**	Quinto
Eyebrow	Ceja	**Fifth month**	Quinto mes
Eyelash	Pestaña	**Fifth week**	Quinta semana
Eyelid	Párpado	**Fifty**	Cincuenta
Face	Cara (faz)	**Fight**	Pelea
Facial spasm	Espasmo facial	**Fine needle aspiration biopsy**	Punción aspiración con aguja fina
Fall	Caída	**Finger**	Dedo de la mano
Fallopian tube (oviduct)	Trompa de Falopio (tuba uterina, oviducto)	**Finger clubbing (digital clubbing)**	Acropaquia (hipocratismo digital)
		Fire (conflagration)	Incendio (fuego)
		First	Primero
		First aid	Primeros auxilios
		First aid kit	Botiquín de primeros auxilios

First menstrual cycle (menarche)	Primera menstruación (menarquia)	**Fourteenth week**	Decimocuarta semana
First month	Primer mes	**Fourth**	Cuarto
First trimester	Primer trimestre	**Fourth month**	Cuarto mes
First week	Primera semana	**Fourth week**	Cuarta semana
Five	Cinco	**Fracture with displacement**	Fractura-dislocación
Five hundred	Quinientos	**Frequent urination**	Micción frecuente
Flaccid muscle (untoned muscle)	Músculo flácido	**Frequent urination at night (nocturia)**	Emisión excesiva de orina durante la noche (nicturia)
Flat foot (pes planus)	Pie plano (pes planus, arcos vencidos)	**Frigidity**	Frigidez
Flood	Inundación	**Frontal bone**	Hueso frontal
Floppy infant syndrome	Síndrome de bebé flácido	**Frostbite**	Congelamiento
Flu (influenza)	Gripe (gripa, influenza)	**Full term birth**	Parto a término
Fluoroscopy	Fluoroscopia	**Functional magnetic resonance imaging (functional MRI)**	Imagen por resonancia magnética funcional (IRMf)
Foam	Espuma	**Fungal infection**	Infección por hongos
Foamy sputum	Esputo espumoso	**Furuncle (boil)**	Forúnculo (furúnculo)
Folliculitis	Foliculitis	**Gaining weight**	Engorde (ganar peso)
Food allergy	Alergia a alimentos	**Galactorrhea**	Galactorrea
Food aversion	Aversión por la comida	**Gall (bile)**	Bilis
Food poisoning	Intoxicación alimentaria	**Gall bladder**	Vesícula biliar
Foot	Pie	**Gallstone (cholelithiasis)**	Cálculo biliar (litiasis biliar)
Foot deformity	Deformidad del pie	**Gangrene**	Gangrena
For external application	De uso externo	**Gas**	Gas
Forceps	Fórceps	**Gastric acid**	Ácido gástrico
Forearm	Antebrazo	**Gastric juice**	Jugo gástrico
Forearm tendinitis	Tendinitis en el antebrazo	**Gastric juice chemical examination**	Análisis químico del jugo gástrico
Forefinger	Dedo índice	**Gastric lavage (stomach pumping)**	Lavado gástrico
Forehead	Frente	**Gastric mucous membrane**	Mucosa estomacal
Foreskin (prepuce)	Prepucio	**Gastric ulcer**	Úlcera gástrica
Fortieth	Cuadragésimo	**Gastroenteritis**	Gastroenteritis
Fortieth week	Cuadragésima semana	**Gastroscopy**	Gastroscopia
Forty	Cuarenta	**Gauze sponge**	Gasa
Forty-first	Cuadragésimo primero	**Gel**	Gel
Forty-first week	Cuadragésimo primera semana	**General practitioner**	Médico de cabecera
Forty-second	Cuadragésimo segundo	**General anesthesia**	Anestesia general
Forty-second week	Cuadragésimo segunda semana	**Generalized edema (anasarca)**	Anasarca
Four	Cuatro	**Genital herpes**	Herpes genital
Four hundred	Cuatrocientos	**Genital wart**	Verruga genital (condiloma acuminata)
Fourteen	Catorce	**Gentamicin**	Gentamicina
Fourteenth	Decimocuarto		

German measles (rubella)	Rubéola	**Hard of hearing**	Corto de oído (parcialmente sordo)
Germs	Gérmenes	**Hard palate**	Paladar óseo
Gestational diabetes	Diabetes gestacional	**Hashimoto's disease**	Tiroiditis de Hashimoto
Get changed	Cambiarse	**HbsAg (Hepatitis B surface antigen)**	HbsAg (antígeno de superficie de la hepatitis B)
Gigantism	Gigantismo	**Head**	Cabeza
Gland	Glándula	**Head and brain injuries**	Lesiones de la cabeza y del cerebro
Glans	Glande	**Head immobilizer**	Inmovilizador de cabeza
Glasgow coma scale	Escala de coma de Glasgow	**Headache**	Dolor de cabeza
Glasses	Gafas	**Health insurance**	Seguro de salud
Globulin	Globulina	**Hearing assist device**	Audífono
Glomerulus	Glomérulo	**Hearing disorder**	Trastorno de la audición
Glucagon	Glucagón	**Hearing loss**	Pérdida de la capacidad auditiva
Glucocorticoid	Glucocorticoide	**Heart**	Corazón
Glucose	Glucosa	**Heart attack (myocardial infarction)**	Infarto de miocardio
Glucose in urine (glycosuria)	Azúcar en orina (glucosuria)	**Heart disease (cardiopathy)**	Enfermedad del corazón (cardiopatía)
Glucose urine test	Examen de glucosa en orina	**Heart murmur**	Soplo del corazón
Gluteal muscle	Músculo glúteo	**Heart valve (cardiac valve)**	Válvula cardiaca (válvula de corazón)
Gluten intolerance	Intolerancia al gluten	**Heart valve diseases**	Enfermedades de las válvulas del corazón
Glycogen	Glucógeno	**Heartburn**	Ardor de estómago (acidez, pirosis)
Goiter	Bocio (coto)	**Heat stroke**	Golpe de calor
Gonadotrophin	Gonadotropina	**Heel**	Talón (calcañar)
Goniometer	Goniómetro	**Heel and elbow protectors**	Protectores talón/codo antiescaras
Gonioscopy	Gonioscopia	**Heimlich maneuver (abdominal thrusts)**	Maniobra de Heimlich
Gonorrhea	Gonorrea (blenorragia, blenorrea)	**Helicopter (chopper)**	Helicóptero
Graafian follicle	Folículo de Graaf	**Hematocrit**	Hematocrito
Gram (gramme)	Gramo	**Hematoma**	Hematoma
Granulocyte	Granulocito	**Hemivertebrae**	Hemivértebra
Green stool	Heces verdes	**Hemoglobin**	Hemoglobina
Groin	Ingle	**Hemoglobin in urine (hemoglobinuria)**	Hemoglobina en orina (hemoglobinuria)
Growth hormone (somatotrophin)	Hormona de crecimiento somatotropa	**Hemolytic anemia**	Anemia hemolítica
Gullet (oesophagus)	Esófago	**Hemolytic disease of the newborn**	Enfermedad hemolítica del recién nacido (eritroblastosis fetal)
Gums (gingiva)	Encía		
Gunshot wound	Herida de bala		
Gynecological examination	Examen ginecológico		
Gynecology	Ginecología		
Habitual abortion (recurrent miscarriage)	Aborto habitual		
Hair	Cabello		
Hair	Pelo		
Hallucination	Alucinación		
Hammer (malleus)	Martillo (malleus)		
Hand	Mano		
Hand tremor	Temblor en las manos		

Hemophilia	Hemofilia	**Human papilloma virus (HPV) infection**	Infeccion por el virus del papilom humano (VPH)
Hemorrhoids	Hemorroides	**Human trafficking**	Trata de personas
Heparin	Heparina	**Hunchback**	Joroba
Hepatobiliary scintigraphy with technetium -99m	Gammagrafía hepatobiliar con tecnecio 99m	**Hundred**	Cien
Herbal tea	Tisana (infusión de hierbas)	**Hunger**	Hambre
Hermaphroditism	Hermafroditismo	**Hurricane**	Huracán
Hernia	Hernia	**Hyaline membrane disease (infant respiratory distress syndrome)**	Enfermedad de la membrana hialina (síndrome de distrés respiratorio)
Hernia sack	Saco de hernia (saco herniario)	**Hydrocele**	Hidrocele
Herpangina (mouth blisters)	Herpangina	**Hydrocephalus**	Hidrocefalia
Herpes simplex	Herpes simple	**Hydrotherapy**	Hidroterapia
Herpes zoster	Herpes zóster (herpes zona)	**Hymen**	Himen
Hiccup	Hipo	**Hyperactivity**	Hiperactividad
High arches (pes cavus)	Pie cavo (pes cavus)	**Hypercalcemia**	Hipercalcemia
High blood cholesterol (hyper-cholesterolemia)	Colesterol elevado de la sangre (hipercolesterolemia)	**Hyperemesis gravidarum**	Hiperémesis gravídica
High blood pressure (hypertension)	Incremento de la presión sanguínea (hipertensión)	**Hyperinsulinism**	Hiperinsulinismo
High blood sugar (hyperglicemia)	Cantidad excesiva de glucosa en la sangre (hiperglucemia, hiperglicemia)	**Hyperkalemia**	Hiperpotasemia (hipercalemia)
High intensity focused ultrasound	Ultrasonido focalizado de alta intensidad (HIFU)	**Hyperparathyroi-dism**	Hiperparatiroidismo
Hip bone	Hueso coxal	**Hyperpituitarism**	Hiperpituitarismo
Hip joint	Articulación de la cadera	**Hyperthermia**	Hipertermia
Hirschsprung's disease (congenital aganglionic megacolon)	Enfermedad de Hirschsprung (megacolon agangliónico)	**Hyperthropic osteoarthropaty (Pierre Marie-Bamberger syndrome)**	Osteoartropatía hipertrófica (enfermedad de Bamberger-Marie)
Hirsutism	Hirsutismo	**Hyperthyroidism**	Hipertiroidismo
Hives (urticaria)	Urticaria	**Hypertrophy**	Hipertrofia
Hoarseness	Ronquera	**Hypertrophy of uterus**	Hipertrofia del útero
Home pregnancy test	Prueba de embarazo	**Hyperuricemia**	Hiperuricemia
Hormone	Hormona	**Hyperventilation**	Hiperventilación
Hormone replacement therapy	Terapia de sustitución hormonal	**Hypervitaminosis**	Hipervitaminosis
Hospital	Hospital	**Hypervolemia (increased level of fluid in the blood)**	Hipervolemia (aumento del volumen de sangre en la circulación)
Hospital trolley	Camilla	**Hypnotic (soporific)**	Hipnótico
Hot flushes	Sofocos	**Hypoalbuminemia**	Hipoalbuminemia
Hot water bottle	Bolsa de agua caliente (guatero)	**Hypocalcemia**	Hipocalcemia
Hour	Hora	**Hypochondria**	Hipocondría
		Hypochromic anemia	Anemia hipocrómica
		Hypoglycemia	Hipoglicemia
		Hypoinsulinism	Hipoinsulinismo
		Hypokalemia	Hipocaliemia
		Hypoparathyroi-dism	Hipoparatiroidismo

Hypophysis (pituitary gland)	Hipófisis (glándula pituitaria)	**Infarct**	Infarto
Hypopituitarism	Hipopituitarismo	**Infected mosquito bite**	Picadura de mosquito infectado
Hypotension and syncope	Hipotensión y síncope	**Infected tick bite**	Picadura de garrapata infectada
Hypothalamus	Hipotálamo	**Infection**	Infección
Hypothermia	Hipotermia	**Infectious disease unit**	Pabellón de enfermedades infecciosas
Hypothyroidism	Hipotiroidismo	**Infectious erythema (fifth disease)**	Eritema infeccioso (quinta enfermedad)
Hypotonia	Hipotonía	**Inferior vena cava**	Vena cava inferior
Hypovolemic shock	Choque hipovolémico	**Infertility (sterility)**	Infertilidad
Hypoxia	Hipoxia	**Infestation with head lice (pediculosis)**	Infestación por piojos (pediculosis)
Hysterescopy	Histeroscopia	**Infestation with intestinal parasitic warms (helminthiasis)**	Infestación de gusanos (helmintiasis)
Hysteria	Histeria	**Infestation with pubic lice (phthiriasis)**	Infestación por ladilla (ftiriasis)
Hysterosalpingo-graphy	Histerosalpingogra-fía	**Inflammation**	Inflamación
Ice	Hielo	**Inflammation of the appendix (appendicitis)**	Inflamación del apéndice (apendicitis)
Ileum	Íleon	**Inflammation of the breast (mastitis)**	Inflamación del seno (mastitis)
Ilium	Ilion	**Inflammation of the endometrium (endometritis)**	Inflamación del endometrio (endometritis)
Imbecility	Imbecilidad	**Inflammation of the epididymis (epididymitis)**	Inflamación del epidídimo (epididimitis)
Immunodeficiency	Inmunodeficiencia	**Inflammation of the fetal membranes (chorioamnionitis)**	Infección de las membranas placentarias (corioamnionitis)
Immunoglobulin	Inmunoglobulina	**Inflammation of the peritoneum (peritonitis)**	Inflamación del peritoneo (peritonitis)
Immunosuppressive	Inmunosupresor	**Inflammation of the prostate gland (prostatitis)**	Inflamación de la próstata (prostatitis)
Impetigo	Impétigo	**Inflammation of the testes (orchitis)**	Inflamación del testículo (orquitis)
Implantation	Implatación	**Inflammation of the urinary bladder (cystitis)**	Inflamación de la vejiga urinaria (cistitis)
Impotency	Impotencia	**Inflammation of the vagina (vaginitis)**	Inflamación de la vagina (vaginitis)
In front	Enfrente	**Inflammation of the vein (phlebitis)**	Inflamación de las venas (flebitis)
In the evening	Por la noche		
In the morning	Por la mañana		
In vitro fertilisation	Fecundación in vitro		
Inability to urinate	Incapacidad para orinar		
Incisor	Incisivo		
Incontinence	Incontinencia		
Incontinence pad	Sábana de hule para la incontinencia		
Increased distance between two organs or parts of the body (hypertelorism)	Aumento de la separación de los organos (hipertelorismo)		
Increased hair loss	Aumento de la caída del cabello		
Increased hairiness (hypertrichosis)	Exceso de cabello (hipertricosis)		
Increased sensitivity to stimuli of the senses (hyperesthesia)	Sensación exagerada de los estímulos táctiles (hiperestesia)		
Increased thirst senasation (polydipsia)	Aumento anormal de la sed (polidipsia)		
Incubator	Incubadora		
Indigestion	Indigestión		
Indirect Coombs test	Prueba de Coombs indirecta		

Inflammation of the vulva (vulvitis)	Inflamación de la vulva (vulvitis)
Infusion	Infusión
Infusion stand	Intravenoso poste
Ingrown nail (onychocryptosis, unguis incarnatus)	Uña encarnada (onicocriptosis)
Inhalation	Inhalación
Injection	Inyección
Injury	Herida
Inner membrane of the uterus (endometrium)	Mucosa interior del útero (endometrio)
Innominate bone (pelvis)	Pelvis
Insect repellent	Repelente de insectos
Inside	Dentro
Insomnia	Insomnio
Insulin	Insulina
Intensity of contractions	Intensidad de contracciones uterinas
Intensive care	Cuidados intensivos
Intensive care unit	Unidad de cuidados intensivos
Interferon	Interferón
Intermittent claudication	Claudicación intermitente
Internal bleeding	Sangrado interno (hemorragia interna)
International System of Units	Sistema Internacional de Unidades
Interstitial fluid	Líquido intersticial (líquido tisular)
Intervertebral disc	Disco intervertebral
Intestinal juice	Jugo intestinal
Intestinal villus	Vellosidad intestinal
Intestine	Intestin
Intracytoplasmatic sperm injection	Inyección intracitoplasmática de espermatozoides
Intravenous biligraphy	Biligrafía intravenosa
Intravenous pyelography	Urografía intravenosa
Intubation	Intubación
Inverted nipple	Pezón invertido
Iodine	Yodo (iodo)
Iodine -131 thyroid test	Captación tiroidea de 131yodo
Ionising irradiation	Exposición a las radiaciones ionizantes
Iris	Iris
Iron	Hierro (fierro)
Iron deficiency anemia (sideropenic anemia)	Anemia ferropénica
Ischemia	Isquemia
Ischium	Isquión
Itching	Prurito (picazón, comezón, rasquiña)
Jaundice (icterus)	Ictericia
Jaw	Quijada
Jejunum	Yeyuno
Joint	Articulación
Joint cartilage	Cartílago articular
Joint stiffness	Rigidez de las articulaciones
Joint X-ray (arthrography)	Artrografía
Jojoba oil	Aceite de jojoba
Karyotype	Cariotipo
Karyotype	Cariotipo
Kegel exercise	Ejercicios de Kegel
Keratin	Queratina
Keratosis	Keratosis
Kernicterus	Kernicterus (encefalopatía neonatal bilirrubínica)
Kicking	Patear
Kidney	Riñón
Kidney biopsy	Biopsia renal
Kidney stone (nephrolithiasis)	Piedra en el riñon (cálculo renal, litiasis renal)
Kidney transplatation	Transplante de riñón
Kleptomania	Cleptomanía
Knee	Rodilla
Kneecap (patella)	Rótula (patela)
Knot (lump)	Nudo
Kyphoscoliosis	Cifoescoliosis
Kyphosis	Cifosis
Labor contraction frequency	Frecuencia de las contracciones uterinas
Labor contractions	Contracciones del trabajo de parto (contracciones uterinas)
Laboratory (lab)	Laboratorio
Laboratory tests	Pruebas de laboratorio
Laceration (tear)	Laceración
Lachrymal gland	Glándula lagrimal

Lack of coordination of muscle movements (ataxia)	Descoordinación en el movimientos musculares (ataxia)	**Liver ultrasound**	Ecografía hepática (ultrasonido hepático)
Lactation	Lactancia	**Local anesthesia**	Anestesia local
Lactiferous duct	Conducto mamario (conducto galactóforo)	**Lochia**	Loquios
Lactose intolerance	Intolerancia a la lactosa	**Loin**	Espalda baja
Laparoscopic surgery	Cirugía laparoscópica	**Long-lasting painful erection (priapism)**	Erección sostenida y dolorosa (priapismo)
Laparoscopy	Laparoscopia	**Lordosis**	Lordosis
Large intestine (colon)	Intestino grueso (colon)	**Loss of appetite**	Pérdida del apetito
Laryngeal mask airway	Máscara laríngea	**Loss of half of a field of vision (hemianopsia)**	Pérdida de la mitad del campo visual (hemianopsia)
Laryngoscope	Laringoscopio	**Loss of language ability (aphasia)**	Pérdida de capacidad de producir lenguaje (afasia)
Laryngoscopy	Laringoscopia	**Loss of olfaction (anosmia)**	Pérdida del sentido del olfato (anosmia)
Laryngospasm	Laringoespasmo	**Loss of strenght (asthenia)**	Pérdida de fuerza muscular (astenia)
Larynx	Laringe	**Loss of the sense of taste (ageusia)**	Pérdida del sentido del gusto (ageusia)
Last menstrual period	Última menstruación	**Loss of the sense of touch**	Pérdida del sentido del tacto
Laundry	Lavandería	**Lotion**	Loción
Laxative	Laxante	**Low back pain (lumbago, lumbosacral syndrome)**	Dolor de espalda baja (lumbalgia)
Learning disability	Dificultad del aprendizaje	**Low blood pressure (hypotension)**	Presión sanguínea baja (hipotensión)
Left	Izquierda	**Low semen volume (oligospermia)**	Bajo volumen de semen (oligospermia)
Leg	Miembro inferior	**Lower jaw (mandible)**	Mandíbula
Leg varicose veins	Venas varicosas de las piernas	**Lower leg**	Pierna
Lens	Cristalino	**Lubricant**	Lubricante
Leukocyte	Leucocito	**Lumbar myelography**	Mielografía lumbar
Leukorrhea	Leucorrea	**Lumbar puncture**	Punción lumbar
Ligament	Ligamento	**Lumbar vertebra**	Vértebra lumbar
Ligament sprain	Desgarro de ligamento	**Lunch**	Almuerzo
Light	Luz	**Lung**	Pulmón
Limited joint mobility	Rango de movimiento articular limitado	**Lung scintigraphy**	Gammagrafía pulmonar
Limping	Cojera	**Lungs**	Pulmones
Lip	Labio	**Luteinisin g hormone**	Hormona luteinizante (lutropina)
Lip balm	Bálsamo de labios	**Lymph**	Linfa
Liquid powder	Polvo liquido	**Lymph gland (lymph node)**	Ganglio linfático
Lithopedion (stone baby)	Litopedion	**Lymph node biopsy**	Biopsia de ganglio linfático
Litre	Litro		
Litter bin	Papelera		
Little finger (pinky)	Dedo meñique		
Liver	Hígado		
Liver biopsy	Biopsia hepática		
Liver dialysis	Diálisis de hígado		
Liver function tests	Pruebas de función hepática		

Lymph vessel	Vaso linfático
Lymphedema	Linfedema
Lymphocyte	Linfocito
Lymphocytic choriomeningitis	Coriomeningitis linfocítica
Lymphography (lymphangiography)	Linfografía
Macrosomia (big baby syndrome)	Macrosomía fetal
Magnesium	Magnesio
Magnetic resonance imaging (MRI)	Imagen por resonancia magnética (IRM)
Magnetoencephalography (MEG)	Magnetoencefalografía
Malabsorption	Malabsorción
Mammography	Mamografía
Manganese	Manganeso
Mania	Manía
Manometer cuff	Manguito de presión arterial
Mantoux test (PPD test)	Test de Mantoux (PPD)
Manual de fibrillator	Desfibrilador manual
Mastopathy	Mastopatía
Maternity blues (baby blues)	Baby blues (leve depresión post parto)
Maternity hospital	Hospital de maternidad
Mattress	Colchón
Measles	Sarampión
Mechanical injuries	Lesiones mecánicas
Meconium	Meconio
Meconium aspiration syndrome	Síndrome de aspiración de meconio
Meconium ileus	Enfermedad de Hirsch-sprung (megacolon agangliónico)
Meconium peritonitis	Peritonitis meconial
Mediastinoscopy	Mediastinoscopia
Medical cannabis	Cannabis medicinal
Medical center	Centro médico
Medical examination	Exámen médico
Medically assisted procreation	Reproducción asistida
Medication that suppresses premature labor (tocolytic)	Fármaco utilizado para suprimir el trabajo de parto prematuro (tocolítico)
Medication (remedy, drug)	Medicamento (fármaco)
Medication overdose	Sobredosis de medicamentos
Medulla oblongata	Bulbo raquídeo (médula oblongada, miencéfalo)
Megacolon	Megacolon
Melanin	Melanina
Melanotropin	Melanotropina
Melasma (chloasma faciei)	Melasma (cloasma)
Melatonin	Melatonina
Memory loss	Pérdida de la memoria
Meningocele	MeningoceleOsteoporosis
Meningoencephalocele	Meningoencefalocele
Meningomyelocele	Mielomeningocele
Meninx	Meninge
Meniscus	Menisco
Menopause	Menopausia
Menstrual cycle	Ciclo menstrual
Menstrual disorder	Trastorno menstrual
Menstruation	Menstruación (período)
Mental retardation	Retraso mental
Metabolic acidosis	Acidosis metabólica
Metacarpus	Metacarpo
Metatarsus	Metatarso
Meteoropathy	Meteoropatía
Methadone	Metadona
Microbiological culture	Cultivo
Microcephaly	Microcefalia
Microgram	Microgramo
Middle ear	Oído medio
Middle finger	Dedo corazón
Midwife	Matrona (matrón)
Mifepristone	Mifepristona
Migraine	Migraña (jaqueca)
Milia (milk spots)	Milium (milia)
Milk tooth	Diente de leche
Milliard (billion)	Mil millones (miliarda)
Milligram (milligramme)	Miligramo
Millilitre	Mililitro
Million	Millón
Mineral	Mineral
Mineral oil	Aceite mineral
Mineralcorticoid	Mineralocorticoide
Minute	Minuto

Mitral stenosis	Estenosis mitral
Mitral valve (bicuspid valve)	Válvula bicúspide (válvula mitral)
Molar	Molar
Molar pregnancy	Embarazo molar
Molybdenum	Molibdeno
Monocyte	Monocito
Monozygotic twins (identical twins)	Gemelos monocigóticos
Month	Mes
Mood swing	Oscilaciones del humor
Morgue (mortuary)	Depósito de cadáveres (morgue)
Morning	Mañana
Morning sickness (nausea and vomiting of pregnancyNVP)	Enfermedad de la mañana (náusea gravídica)
Morning-after pill (postcoital contraception, emergency contraception)	Anticonceptivo de emergenci (a (contracepción poscoital)
Morphine	Morfina
Morquio's syndrome (muco-polysaccharidosis IV)	Enfermedad de Morquio (mucopolisacaridosis tipo IV)
Morula	Mórula
Mosquito repellent	Repelente de mosquitos
Mother	Madre
Mouth	Boca
Mouth cavity (oral cavity)	Cavidad bucal (cavidad oral)
Mouthwash liquid	Enjuague bucal (colutorio)
Movement ability	Capacidad de movimiento
Movement disorder	Trastorno de movimiento
Movement inability	Incapacidad de movimiento
MRSA	SARM
Mucocele	Mucocele
Mucolytic	Mucolítico
Mucous membrane	Mucosa
Mucus	Moco
Mucus in stool	Moco en las heces
Multigravida	Multigrávida
Multiple pregnancy	Embarazo múltiple
Mumps (epidemic parotitis)	Paperas (parotiditis)
Muscle	Músculo
Muscle relaxant	Relajante muscular (miorrelajante)
Muscle twitch (fasciculation)	Crispar del músculo (fasciculación)
Muscular contracture	Contractura muscular
Muscular cramp (spasm)	Espasmo muscular (calambre)
Muscular fascia	Fascia profunda
Muscular hypotonia	Hipotonía muscular
Myelography	Mielografía
Myoma	Mioma
Nail	Uña
Nail biting (onychophagia)	Comerse las uñas (onicofagia)
Nape (occiput)	Nuca
Narcolepsy	Narcolepsia (síndrome de Gelineau, epilepsia del sueño)
Nasal bone	Hueso proprio de la nariz (hueso nasal)
Nasal cannula	Cánula nasal
Nasal congestion (stuffy nose)	Congestión nasal
Nasal drops	Gotas nasales
Nasal secretion (mucus)	Moco (mucus) nasal
Nasolacrimal duct (tear duct)	Conducto nasolagrimal
Natural death	Muerte natural
Nausea	Náusea
Navel (belly button)	Ombligo (pupo)
Neck	Cuello
Neck immobilizer	Collar cervical
Necrosis	Necrosis
Needle	Aguja
Neonatal jaundice	Ictericia del recién nacido
Neonatology	Neonatología
Nerve	Nervio
Nerve compression (pinched nerve)	Compresión del nérvio
Nerve lesion	Lesión de nervio
Neuralgia	Neuralgia
Neurasthenia	Neurastenia
Neurogenic shock	Choque neurogénico
Neurosis	Neurosis
Newborn (infant)	Neonato (recién nacido)
Nicotine gum	Goma de mascar de nicotina
Nicotine patch	Parche de nicotina
Night	Noche

Night blindness (nyctalopia)	Ceguera nocturna (nictalopia)
Night sweats	Sudor nocturno
Night table (bedside table)	Mesilla de noche
Nightgown	Camisón
Nine	Nueve
Nine hundred	Novecientos
Nineteen	Diecinueve
Nineteenth	Decimonoveno
Nineteenth week	Decimonovena semana
Nineth month	Noveno mes
Ninety	Noventa
Ninth	Noventa
Ninth week	Novena semana
Nipple	Pezón
Nocturnal leg cramps	Calambres nocturnos en las piernas
Nodular goiter	Bocio nodular
Non-steroidal antiinflammatory drug	Antiinflamatorio no esteroideo
Nonpassage of urine	Supresión de la secreción de orina
Noradrenaline	Noradrenalina
Nose	Nariz
Nose bleeding (epistaxis)	Pérdida de sangre por la nariz (epistaxis)
Nostril	Narina
Nuchal rigidity (stiff neck)	Rigidez de nuca (cuello rígido)
Nuchal scan (nuchal translucency)	Traslucencia nucal
Number	Número
Numbness in limbs	Adormecimiento de las extremidades
Nurse	Enfermera
Nursing (care)	Asistencia (cuidado)
Nutrient	Nutrimento (nutriente)
Nystagmus	Nistagmo
Nystatin	Nistatina
Obesity	Obesidad
Obstetrician	Tocólogo (obstetra)
Obstetrics	Obstetricia
Occipital bone	Hueso occipital
Occupational accident	Accidente laboral
Occupational disease	Enfermedad profesional
Occupational therapist	Terapeuta ocupacional

Ointment (fat)	Ungüento (pomada)
Omega-3 fatty acid	Ácido graso omega 3
On empty stomach (before the meal)	En ayunas
One	Uno
Oogenesis	Ovogénesis
Open	Abrir
Open fracture (compound fracture)	Fractura abierta
Operating room	Quirófano
Operation (surgery)	Operación quirúrgica
Ophtalmoscopy	Oftalmoscopia
Opioid	Opioide
Optic nerve	Nervio óptico
Oral cholecystography	Colecistografía oral
Oral glucose tolerance test (OGTT)	Test de tolerancia oral a la glucosa
Orally	Por vía oral
Organ	Órgano
Orientation	Orientación
Oropharyngeal airway	Cánula orofaríngea (tubo de Mayo, cánula de Guédel)
Orthopedics	Ortopedia
Osteoporosis	Osteoporosis
Otoscopy	Otoscopía
Outside	Fuera
Ovarian cyst	Quiste ovárico
Ovarian hyperemia	Hiperemia del ovario
Ovary	Ovario
Overbed table	Mesa para cama
Overdose	Sobredosis
Ovulation	Ovulación
Ovulation pain (mittelschmerz)	Ovulación dolorosa
Ovum	Óvulo
Oxycodone	Oxicodona
Oxygen mask	Máscara de oxígeno
Oxygen storage tank	Tanque de oxígeno
Oxytocin	Oxitocina
Pacemaker	Marcapasos
Pain	Dolor
Pain syndrome	Síndrome doloroso
Painful menstruation (dysmenorrhea)	Menstruación dolorosa (dismenorrea)
Painful sexual intercourse (dyspareunia)	Relación sexual dolorosa (coitalgia, dispareunia)

Painful swallowing (odynophagia)	Dolor al tragar (odinofagia)	**Patch test**	Prueba de emplasto (prueba del parche)
Painful urination (strangury)	Micción dolorosa (angurria)	**Patellar reflex**	Reflejo patelar
Palate	Paladar	**Patent ductus arteriosus (persistent ductus arteriosus)**	Ductus arterioso persistente (conducto arterioso persistente)
Paleness (pallor)	Palidez	**Pathological birth**	Parto patológico
Palm	Palma	**Pathology**	Patología
Palpation	Palpación	**Patient**	Paciente
Palpitation	Palpitación	**Patient's room**	Cuarto del paciente
Pancreas	Páncreas	**Pectus excavatum**	Pecho hundido (pectus excavatum)
Pancreas ultrasound	Ecografía de páncreas (ultrasonido de páncreas)	**Pediatrics**	Pediatría
Pancreatic juice	Jugo pancreático	**Pelvic inflammatory disease**	Enfermedad pélvica inflamatoria
Pandemic	Pandemia	**Pelvigraphy**	Pelvigrafía
Panic attack	Ataque de pánico	**Pelvimetry**	Pelvimetría
Papanicolau test (Pap test)	Prueba de Papanicolau	**Penicillin**	Penicilina
Paracetamol	Paracetamol	**Penis**	Pene (falo)
Paraffin	Parafina	**Percussion**	Percusión
Paralysis	Parálisis	**Pericardium**	Pericardio
Paranoia	Paranoia	**Perimetry**	Campimetría (perimetría)
Parasitic disease (parasitosis)	Enfermedad parasitaria (parasitosis)	**Perineum**	Periné (perineo)
Parasympathetic nervous system	Sistema nervioso parasimpático	**Periodic breathing (Cheyne-Stokes respiration)**	Respiración periódica (respiración de Cheynes-Stokes)
Parathyroid gland	Glándula paratiroides	**Periodontitis**	Periodontitis (piorrea)
Parathyroid hormone	Parathormona (hormona paratiroidea, paratirina)	**Peripheral nerve lesion**	Lesión de nervio periférico
Parent	Padre (primario)	**Peritoneum**	Peritoneo
Paresis	Paresis	**Pernicious anemia**	Anemia perniciosa
Parietal bone	Hueso parietal	**Personality changes**	Cambios de personalidad
Parietal pleura	Pleura parietal	**Personality disorder**	Trastorno de personalidad
Parity	Paridad	**Pes calcaneus**	Pie calcáneo
Partial dislocation (subluxation)	Desplazamiento de una articulación (subluxación)	**Pes valgus**	Pie valgo
Partial thromboplastin time (PTT)	Tiempo de tromboplastina parcial activado	**Petechia**	Petequia
Passage of large volumes of urine (polyuria)	Gasto urinario excesivo (poliuria)	**Phalanx bone**	Falange
Passing gas (flatulence, farting)	Tener gases (flatulencia)	**Pharmacist**	Farmacéutico
Paste	Pasta	**Pharmacy**	Farmacia
Pastille (lozenge)	Pastilla	**Pharynx (gullet, gorge)**	Faringe
Patau syndrome (trisomy 13)	Síndrome de Patau (trisomía en el par 13)	**Phenolsulfonphthalein test (PSP test)**	Prueba de la fenolsulfonftaleína
		Phenylketonuria	Fenilcetonuria
		Phlebography	Flebografía
		Phlebothrombosis	Flebotrombosis
		Phobia	Fobia
		Phospholipid	Fosfolípido
		Phosphorus	Fósforo

Photophobia (fear of light)	Fotofobia (intolerancia a la luz)
Physical assault	Asalto físico
Physical therapy	Fisioterapia
Physiotherapist	Fisioterapeuta
Phytotherapy	Fitoterapia
Pia mater	Piamadre
Piece	Pieza
Pigeon chest (pectus carinatum)	Pectus carinatum
Pillow	Almohada
Pineal body (pineal gland, epiphysis)	Glándula pineal (epífisis)
Pinna (auricle)	Pabellón auricular (aurícula)
Placenta	Placenta
Placenta accreta	Placenta accreta
Placenta previa	Placenta previa
Placental abruption	Desprendimiento prematuro de placenta
Placental estrogen	Estrógeno de la placenta
Placental progesterone	Progesterona de placenta
Plagiocephaly	Plagiocefalia
Plasma	Plasma sanguíneo
Plaster (adhesive strip)	Tira adhesiva sanitaria
Plaster cast (immobilization plaster)	Escayola de inmovilización
Plastic surgery of the abdomen ("tummy tuck", abdominoplasty)	Cirugía estética del abdomen (abdominoplastia)
Plastic surgery of the breasts (mammoplasty)	Cirugía estética de los senos (mamoplastia)
Plethysmography	Pletismografía
Pleura	Pleura
Pleural biopsy	Biopsia pleural
Pneumoencephalo-graphy	Neumoencefalogra-fía
Pneumothorax	Neumotórax
Poison	Veneno
Poisoning (toxication)	Envenenamiento (intoxicación)
Polydactyly	Polidactilia
Polyp	Pólipo
Polysomnography (sleep study)	Polisomnografía
Pore	Poro
Porphyria	Porfiria
Portal vein	Vena porta
Positron emission tomography	Tomografía por emisión de positrones
Post-thrombotic syndrome	Síndrome postrombótico
Post-void residual urine volume	Volumen residual de orina
Postmature birth	Parto postérmino
Postnatal (postpartum period, puerperium)	Puerperio
Postnatal depression (postpartum depression)	Depresión postparto (depresión postnatal)
Postpartum psychosis	Psicosis postparto
Posttraumatic stress disorder	Trastorno por estrés postraumático
Postural back pain	Dolor de espalda postural
Postural drainage	Drenaje postural
Postural edema	Edema postural
Potassium	Potasio
Potion	Poción
Powder	Polvo
Precocious puberty (premature puberty)	Pubertad precoz
Pregnancy	Embarazo
Pregnancy risk factors	Agentes teratogénicos
Pregnancy test	Pruebas de embarazo
Premature rupture of membranes	Ruptura prematura de membrana
Premature birth	Parto pretérmino
Premature ejaculation	Eyaculación precoz
Premature sexual development of the opposite sex	Desarrollo sexual prematuro del sexo opuesto
Premature sexual development of the same sex	Desarrollo sexual prematuro del mismo sexo
Premenstrual syndrome (PMS)	Síndrome premenstrual
Premolar	Premolar
Prenatal diagnosis	Diagnóstico prenatal
Prescription	Receta
Preterm newborn	Recién nacido pre-término
Primary health care	Atención primaria de salud
Primigravida	Primigesta

Productive cough	Tos productiva
Progesterone	Progesterona
Prolactin	Prolactina
Prolonged birth	Parto prolongado
Prostate	Próstata
Prostate specific antigen	Antígeno prostático específico
Protect gloves	Guantes desechables
Protection cap	Gorra desechable
Protection face mask	Mascarilla desechable
Protection gown	Gabacha desechable
Protection shoe cover	Cubrezapatos
Protein	Proteína
Proteinuria (presence of proteins in urine)	Proteinuria
Prothrombin time	Tiempo de protrombina
Pseudoepithelioma-tous hyperplasia	Hiperplasia pseudo-epiteliomatosa
Psychiatry	Psiquiatría
Psychic changes	Cambios psíquicos
Psychologist	Psicólogo
Psychoneurosis	Psiconeurosis
Psychopathy	Psicopatía
Psychosis	Psicosis
Psychostimulant	Psicoestimulante
Pubis (pubic bone)	Pubis
Puerperal fever	Fiebre puerperal
Puerperal mastitis	Mastitis puerperal
Puerperal sepsis	Sepsis puerperal
Pulmonary angiography	Angiografía pulmonar
Pulmonary artery	Arteria pulmonar (tronco pulmonar, tronco de las pulmonares)
Pulmonary edema	Edema pulmonar
Pulmonary embolism	Embolia pulmonar
Pulmonary heart disease	Enfermedad cardíaca pulmonar (cor pulmonale)
Pulmonary hypertension	Hipertensión arterial pulmonar
Pulmonary valve stenosis	Estenosis de la válvula pulmonar
Pulse monitoring	Comprobación del pulso
Pulsing pain	Dolor pulsante
Pupil	Pupila
Purgative	Purgante (purgativo)

Purpura	Púrpura
Pus	Pus
Pus in sputum	Esputo que contiene pus
Pus in urine (pyuria)	Presencia de pus en la orina (piuria)
Push	Empujar
Pustule	Pústula
Pyelography	Urografía
Pyelonephritis (kidney infection)	Pielonefritis (infección urinaria alta)
Pyjamas (pajamas)	Pijama (piyama)
Quadruplets	Cuatrillizos
Quarantine	Cuarentena
Rabies	Rabia
Radiation	Radiación
Radioisotope scanning (nuclear medicine)	Medicina nuclear
Radiology	Radiología
Radioulnar synostosis	Sinostosis radiocubital
Radius	Radio
Rape (violation)	Violación
Rapid breathing (tachypnea)	Respiración rápida (taquipnea)
Rapid strep test	Prueba rápida para estreptococo
Rash (eruption, eczema)	Sarpullido (erupción, eccema)
Reanimation	Reanimación
Reception office	Mostrador de recepción
Recipient of an organ	Receptor de un órgano
Recover (heal)	Reponerse (recuperarse)
Recovery	Recuperación
Rectal	Rectal
Rectal examination	Tacto rectal
Rectoscopy	Rectoscopia
Red colored stool	Heces de color rojo
Red urine	Orina de color rojo
Redness of the skin (erythema)	Enrojecimiento de la piel (eritema)
Refractometry	Refractomería
Refugee	Refugiado
Refugee camp	Campamento para refugiados
Rehabilitation (rehab)	Rehabilitación
Relapsing fever	Fiebre reincidente
Remission	Fase de remisión

Renal agenesis	Agenesia renal
Renal colic	Cólico nefrítico (cólico renal)
Renal dialysis	Diálisis renal
Renal scintigraphy	Gammagrafía renal
Renal ultrasound	Ecografía renal (ultrasonido renal)
Rescuer	Salvador (rescatador)
Respirator	Aparato respiratorio
Respiratory alkalosis	Alcalosis respiratoria
Retina	Retina
Retinal ablation (retinal detachment)	Desprendimiento de retina
Retrograde pyelography	Pielografía retrógrada
Retroverted uterus	Retroversión del útero
Rh factor negative	Factor Rh negativo
Rh factor positive	Factor Rh positivo
Rh incompatibility (hemolytic disease of the newborn)	Enfermedad hemolítica del recién nacido (incompatibilidad Rh)
Rib	Costilla
Rib cage	Caja torácica
Ribonucleic acid	Ácido ribonucleico (ARN)
Right	Derecha
Ring finger	Dedo anular
Ringing in ears (tinnitus)	Pitidos en el oído (acúfeno, tinnitus)
Rinse	Lavar
Rinsing	Lavado
Root of a tooth	Raíz del diente
Rose Waaler test	Test de Waaler-Rose
Rotten tooth	Diente podrido
Runny nose (rinorrhea)	Goteo nasal (rinorrea)
Rupture	Ruptura (rotura)
Rupture of membranes	Ruptura de membrana
Sacral vertebra	Vértebra sacra
Salicylate	Salicilato
Saline solution	Suero fisiológico
Saliva (spit, slobber)	Saliva
Salivary gland	Glándula salival
Sanitary pads (sanitary napkins)	Toalla sanitaria (compresa, pantiprotector)

Scabies (the itch)	Arador de la sarna (escabiosis)
Scales	Balanza
Scalp	Cuero cabelludo (capa capilar)
Scalpel	Escalpelo
Scar	Cicatriz
Schizophrenia	Esquizofrenia
Sciatica	Ciática
Scissors	Tijeras
Sclera	Eclerótica
Scoliosis	Escoliosis
Scratch	Rasguño
Scurvy	Escorbuto
Seasickness	Mal de mar
Sebaceous gland	Glándula sebácea
Sebum	Sebo cutáneo
Second	Seconde
Second	Segundo
Second month	Segundo mes
Second trimester	Segundo trimestre
Second week	Segunda semana
Secondary hypertension (inessential hypertension)	Hipertensión secundaria
Sedative	Sedativo
Self-harm	Autolesión (automutilación)
Semen (sperm)	Semen (esperma)
Semen analysis	Espermiograma
Semi -intensive care	Cuidados semi-intensivos
Semicoma	Semicoma
Seminal vesicle	Vesícula seminal
Sensation of fear	Sensación de miedo
Sensitivity to pain (algesia)	Sensibilidad al dolor (algesia)
Sepsis	Sepsis
Septic shock	Choque séptico
Septicemia	Septicemia
Serology blood tests	Pruebas de serología
Serum	Suero
Serum albumin	Albúmina en la sangre
Serum bilirubin	Análisis de bilirrubina sérica
Serum protein electrophoresis	Electroforesis de proteínas séricas
Seven	Siete
Seven hundred	Setecientos
Seventeen	Diecisiete
Seventeenth	Decimoséptimo
Seventeenth week	Decimoseptima semana

Seventh	Séptimo
Seventh month	Séptimo mes
Seventh week	Séptima semana
Seventy	Setenta
Sex gland (gonad)	Gónada
Sexual differentiation disorder	Trastorno de la diferenciación sexual
Sexual addiction	Adicción sexual
Sexually transmitted disease	Enfermedad de transmisión sexual
Shallow breathing	Respiración superficial
Sharp pain	Dolor afilado
Shedding of the skin (desquamation)	Desquamación
Sheet	Sábana
Shivering	Escalofrío (tiritón)
Shock	Choque (shock)
Shortness of breath (dyspnea)	Falta de aire (disnea)
Shortsightedness (myopia)	Miopía
Shoulder	Hombro
Shoulder joint	Articulación del hombro
Shuffling gait	Marcha arrastrando los pies
Shunt	Shunt
Sialography	Sialografía
Sickle-cell disease (sickle-cell anemia)	Anemia falciforme (anemia drepanocítica)
Sight disorder	Trastorno de la visión
Sigmoid colon	Colon sigmoide
Sigmoidoscopy	Sigmoidoscopia
Sinus	Seno
Sinus headache	Dolor de cabeza por sinusitis
Six	Seis
Six hundred	Seiscientos
Sixteen	Dieciséis
Sixteenth	Decimosexto
Sixteenth week	Decimosexta semana
Sixth	Sexto
Sixth month	Sexto mes
Sixth week	Sexta semana
Sixty	Sesenta
Skeleton	Esqueleto
Skin	Piel
Skin allergy testing (prick test)	Test cutaneos de alergia (prick)
Skin biopsy	Biopsia de piel
Skin color changes	Cambios en el color de la piel
Skin cream	Crema
Skull	Calavera (cráneo)
Skull base	Base del cráneo
Skull X-ray (craniography)	Craneografía
Sleep apnea	Apnea del sueño
Sleeping disorder	Trastorno del sueño
Sleepwalking (somnambulism)	Sonambulismo (noctambulismo)
Slippers	Pantuflas
Slow basal metabolism	Metabolismo basal lento
Slow breathing rate (bradypnea)	Descenso de la frecuencia respiratoria (bradipnea)
Slow psychophysiological responses	Respuestas psicofisiológicas lentas
Slow pulse rate (bradycardia)	Descenso de la frecuencia cardiaca (bradicardia)
Small pupils	Pupilas pequeñas
Small intestine	Intestino delgado
Smooth muscle	Múscolo liso
Sneezing	Estornudo
Sniffing (sniffle)	Sorberse la nariz (moqueo)
Soap	Jabón
Sodium	Sodio
Soft palate	Úvula
Sole	Planta del pie
Solution	Soluto
Somnolence	Somnolencia
Sonde	Sonda
Sopor	Sopor
Sore throat (inflammation of the throat, pharyngitis)	Mal de garganta (inflamación de la faringe, faringitis)
SOS call	Llamada de SOS
Spasm (cramp)	Espasmo (calambre)
Spasmolytic	Espasmolítico
Speech audiometry	Audiometría del habla
Speech difficulty (dysphasia)	Trastorno del lenguaje (disfasia)
Sperm (spermatozoon)	Espermatozoide
Sperm bank	Banco de semen
Sperm viability	Viabilidad de espermatozoides
Spermatocele	Espermatocele

Spermatozoon (sperm cell)	Espermatozoide
Spermicide	Espermicida
Sphincter	Esfínter
Spina bifida	Espina bífida
Spinal angiography	Angiografía espinal
Spinal cord	Médula espinal
Spinal deformity	Deformidad vertebral
Spinal disc herniation	Hernia discal
Spinal nerve	Nervio espinal
Spinal shock	Choque espinal
Spine (spinal column, backbone)	Columna vertebral
Spine X-ray (spine radiography)	Radiografía de la columna vertebral (radiografía vertebral)
Spirometry (vital capacity test)	Espirometría
Spit	Escupir
Spleen	Bazo
Spleen scintigraphy with technetium -99m	Gammagrafía de bazo con tecnecio 99m
Split foot (lobster claw foot, ectrodactyly)	Ectrodactilia en pie
Sponge	Esponja
Spontaneous abortion (miscarriage)	Aborto espontáneo
Spoon	Cuchara
Spray	Rociada
Sputum culture	Cultivo de esputo
Stage of birth	Etapas del parto
Starvation	Inanición
Stereotactic biopsy	Biopsia estereotáctica
Sterile (aseptic)	Estéril
Sterilization	Esterilización
Stethoscop	Estetoscopio
Stiffness	Agarrotamiento
Stillborn	Nacido muerto
Stirrup (stapes)	Estribo
Stomach	Estómago
Stomach growling (borborygmus)	Sonidos de tripas (borborigmo)
Stool (feces)	Excrementos (heces)
Storage	Almacenaje
Strabismus	Estrabismo
Strain (sprain, pull)	Desgarro
Strangulation	Estrangulamiento

Stress urinary incontinence	Incontinencia urinaria por estrés
Stretcher	Camilla enrollable
Stroke (cerebrovascular accident)	Derrame cerebral (accidente cerebrovascular)
Stroke (hit, blow)	Golpe
Stupor	Estupor
Sublingual administration	Vía sublingual
Suboccipital myelography	Mielografía cervical suboccipital
Suboccipital puncture	Punción suboccipital
Suckling	Succión
Suction catheter	Catéter de succión
Suction unit (aspirator)	Aspirador
Sudden infant death syndrome (crib death, cot death)	Síndrome de muerte súbita del lactante (muerte en cuna)
Sugar substitute	Edulcorante artificial
Suicide	Suicidio
Sulphonamide	Sulfonamida
Sulphur	Azufre
Sunscreen (sunblock)	Protector solar
Sunstroke (heat stroke)	Insolación
Superior vena cava	Vena cava superior
Suppository	Supositorio
Surgery	Cirugía
Surgical opening of a direct airway on the neck (tracheostomy)	Incisión quirúrgica en la tráquea (traqueotomía)
Surgical removal of a hemorrhoid (hemorrhoidectomy)	Extirpación quirúrgica de las hemorroides (hemorroidectomía)
Surgical removal of a testicle (orchidectomy)	Extirpación quirúrgica del testículo (orquidectomía)
Surgical removal of stones (lithotomy)	Extracción quirúrgica de los cálculos (litotomía)
Surgical removal of the aneurysm (aneurysmectomy)	Extirpación quirúrgica de un aneurisma (aneurismectomía)
Surgical removal of the gallbladder (cholecystectomy)	Extracción quirúrgica de la vesícula biliar (colecistectomía)

Surgical removal of the prostate gland (prostatectomy)	Extirpación quirúrgica de la próstata (prostatectomía)	**Tea**	Té
		Tear	Lágrima
		Teeth polishing	Pulidor de los dientes
Surgical removal of the vermiform appendix (appendectomy)	Extirpación quirúrgica del apéndice cecal (apendicectomía)	**Temple**	Sien
		Ten	Diez
		Tendon (sinew)	Tendón
		Tension headache	Cefalea tensional
Surgical removal of the uterus (hysterectomy)	Extracción quirúrgica del útero (histerectomía)	**Tenth**	Décimo
		Tenth week	Décima semana
		Test tube	Tubo de ensayo
Surgical removal of uterine myomas (myomectomy, fibroidectomy)	Extirpación quirúrgica de los fibromas uterinos (miomectomía)	**Testicle**	Testículo
		Testicular dysgenesis	Disgénesis testicular
		Testicular torsion	Torsión testicular
Surgical shock (postoperative shock)	Choque quirúrgico	**Testosterone**	Testosterona
		Tetanus	Tétanos (tétano)
		Tetracycline	Tetraciclina
Surgical sterilization of a man (vasectomy)	Esterilización quirúrgica masculina (vasectomía)	**Tetralogy of Fallot**	Tetralogía de Fallot
		Thalamus	Tálamo
		Therapy	Tratamiento (terapia)
Surgical sterilization of a woman (tubal ligation)	Esterilizatióm quirúrgica femenina (ligadura de trompas)	**Thermal injuries**	Lesiones térmicas
		Thermal wound	Herida térmica
		Thermometer	Termómetro
		Thigh	Muslo (región femoral)
Surrogate mother (womb mother)	Madre de alquiler	**Third**	Tercero
Suspension of external breathing (apnea)	Falta de respiración (apnea)	**Third month**	Tercer mes
		Third trimester	Tercer trimestre
		Third week	Tercera semana
Sweat	Sudor	**Thirst**	Sed
Sweat gland	Glándula sudorípara	**Thirteen**	Trece
Sweating	Transpiración (sudación)	**Thirteenth**	Decimotercero
		Thirteenth week	Decimotercera semana
Swelling	Hinchazón		
Sympathetic nervous system	Sistema nervioso simpático	**Thirtieth**	Trigésimo
		Thirtieth week	Trigésima semana
Symptom	Síntoma	**Thirty**	Treinta
Synapse	Sinapsis	**Thirty-eighth**	Trigésimo octavo
Syncope	Síncope	**Thirty-eighth week**	Trigésimo octava semana
Synovial bursa	Bursa (bolsa sinovial)	**Thirty-fifth**	Trigésimo quinto
Synovial fluid (synovia)	Líquido sinovial	**Thirty-fifth week**	Trigésimo quinta semana
Synovial membrane	Membrana sinovial	**Thirty-first**	Trigésimo primero
Syphilis	Sífilis	**Thirty-first week**	Trigésimo primera semana
Syringe	Jeringa		
Syrup	Jarabe	**Thirty-fourth**	Trigésimo cuarto
Table (desk)	Mesa (escritorio)	**Thirty-fourth week**	Trigésimo cuarta semana
Tablet	Comprimido		
Tachycardia	Taquicardia	**Thirty-ninth**	Trigésimo noveno
Tailbone (coccyx)	Cóccix (coxis)	**Thirty-ninth week**	Trigésimo novena semana
Tampon	Tampón		
Tarsus	Tarso	**Thirty-second**	Trigésimo segundo
Taste bud	Papila gustativa		

Thirty-second week Trigésimo segunda semana

Thirty-seventh Trigésimo séptimo

Thirty-seventh week Trigésimo séptima semana

Thirty-sixth Trigésimo sexto

Thirty-sixth week Trigésimo sexta semana

Thirty-third Trigésimo tercero

Thirty-third week Trigésimo tercera semana

Thoracic aorta Aorta torácica

Thoracic vertebra Vértebra torácica

Thoracoscopy Toracoscopia

Thousand Mil

Three Tres

Three hundred Trescientos

Throat Garganta

Throat swab culture Exudado faríngeo

Thrombocyte Plaqueta (trombocito)

Thromboembolism Tromboembolismo

Thrombophlebitis Tromboflebitis

Thrombosis Trombosis

Thrush (oral candidiasis) Candidiasis oral (muguet oral)

Thumb Dedo pulgar (pólice)

Thymus Timo

Thyroid Tiroides

Thyroid biopsy Biopsia de tiroides

Thyroid blood tests Concetración de hormonas tiroideas en sangre

Thyroid scintigraphy Gammagrafía tiroidea

Thyroid ultrasound Ecografía de la tiroides (ultrasonido de la tiroides)

Thyroid-stimulating hormone (TSH, thyrotropin) Tirotropina (TSH, hormona estimulante de la tiroides)

Thyrotoxicosis Tirotoxicosis

Thyroxine Tiroxina (tetrayodotironina, T4)

Tic Tic

Time Tiempo

Tincture Tintura

Tingling Hormigueo

Tissue Tejido

Today Hoy

Toe Dedo del pie

Toilet (lavatory) Servicio

Tomography Tomografía

Tomorrow Día de mañana

Tongue Lengua

Tonic Tónico

Tonic-clonic seizure Crisis tónico-clónica

Tonometry Tonometría

Tonsil Amígdala

Tooth Diente

Tooth enamel Esmalte dental

Tooth paste Pasta de dientes (dentífrico)

Toothache Dolor de muelas

TORCH infections Infecciones TORCH

Toxoplasmosis Toxoplasmosis

Traction Tracción

Traffic accident Accidente de tráfico

Tramadol Tramadol

Transfusion Transfusión

Transplantation Trasplante

Transthoracic percutaneous fine needle aspiration Punción transtorácica aspirativa con aguja ultrafina

Transurethral resection of the prostate Resección transuretral de la próstata

Transverse fetal position Feto posición transversal

Trauma Trauma

Traumatic shock Choque traumático

Traveller's thrombosis (economy class syndrome) Síndrome de la clase turista

Tremor Temblor

Trendelenburg position Posición de Trendelenburg

Trichomonas vaginalis Trichomonas vaginalis

Tricuspid valve Válvula tricúspide

Trifascicular block Bloqueo trifascicular

Triglyceride Triglicérido

Triiodothyronine Triiodotironina

Trimester Trimestre

Trisomy Trisomía

Trunk (torso) Tronco

Tumor (tumour) Tumor

Tumor marker Marcador tumoral

Tweezers Pinzas

Twelfth Duodécimo

Twelfth week Duodécima semana

Twelve Doce

Twentieth Vigésimo

Twentieth week Vigésima semana

Twenty Veinte

Twenty-eighth	Vigésimo octavo	**Underfedness (malnutrition)**	Desnutrición
Twenty-eighth week	Vigésimo octava semana	**Undescended testicle**	Descenso incompleto de testículo
Twenty-fifth	Vigésimo quinto	**Unequal size of pupils (anisocoria)**	Asimetría del tamaño de las pupilas (anisocoria)
Twenty-fifth week	Vigésimo quinta semana	**Up (above)**	Arriba
Twenty-first	Vigésimo primero	**Upper arm**	Parte superior del brazo
Twenty-first week	Vigésimo primera semana	**Upper back**	Espalda superior
Twenty-fourth	Vigésimo cuarto	**Upper jaw (maxilla)**	Hueso maxilar superior (maxila)
Twenty-fourth week	Vigésimo cuarta semana	**Urea**	Urea
Twenty-ninth	Vigésimo noveno	**Urea breath test**	Prueba del aliento con urea
Twenty-one	Veintiuno	**Urea clearance test**	Prueba de aclaramiento de urea sanguínea
Twenty-second	Vigésimo segundo	**Uremia (autointoxication due to kidney failure)**	Uremia (acumulación en la sangre de los productos tóxicos por un fallo renal)
Twenty-second week	Vigésimo segunda semana	**Ureter**	Uréter
Twenty-seventh	Vigésimo séptimo	**Ureteral stone (ureterolithiasis)**	Cálculo en el uréter (ureterolitiasis)
Twenty-seventh week	Vigésimo séptima semana	**Ureteroscopy**	Ureteroscopía
Twenty-sixth	Vigésimo sexto	**Urethra**	Uretra
Twenty-sixth week	Vigésimo sexta semana	**Urethrography**	Uretrografía
Twenty-third	Vigésimo tercero	**Urge to vomit**	Ganas de vomitar
Twenty-third week	Vigésimo tercera semana	**Urinary antiseptic**	Antiséptico de las vías urinarias
Twenty-two	Veintidós	**Urinary bladder**	Vejiga urinaria
Twenty.ninth week	Vigésimo novena semana	**Urinary burning**	Ardor al orinar
Twinging pain	Dolor tipo punzada	**Urinary incontinence**	Incontinencia urinaria
Twins	Gemelos	**Urinary retention (ischuria)**	Retención de orina
Two	Dos	**Urination (voiding)**	Micción
Two thousand	Dos mil	**Urination disorder**	Trastorno de la micción
Twohundred	Doscientos	**Urine**	Orina
Tympanic cavity	Cavidad timpánica	**Urine chemical analysis**	Análisis químico de orina
Tympanocentesis	Tímpanocentesis	**Urine culture**	Urocultivo
Tympanometry	Timpanometría	**Urine protein test**	Proteínas en la orina
Ulcer	Úlcera (llaga)	**Urine specific gravity**	Gravedad específica de la orina
Ultrasound (medical ultrasonography)	Ultrasonografía (ecografía)	**Urobilinogen in urine**	Urobilinógeno en orina
Ultrasound of the gallbladder and bile ducts	Ecografía de vesícula y vías biliares	**Urological catheter**	Catéter urinario
Umbilical cord	Cordón umbilical	**Using a toilet**	Ir al servicio
Umbilical cord prolapse	Prolapso del cordón umbilical		
Umbilical hernia	Hernia umbilical		
Unclear urine (foggy urine)	Orina turbia		
Unconsciousness	Inconsciencia		
Uncontrolled eye movement (opsoclonus)	Movimientos involuntarios y rápidos de los ojos (opsoclonus)		

Uterine anomalies	Malformaciones uterinas
Uterine bleeding (metrorrhagia)	Pérdida de sangre uterina (metrorragia)
Uterine prolapse (fallen womb)	Prolapso del útero
Vaccination (inoculation)	Vacunación
Vaccination schedule	Calendario de vacunación
Vaccine	Vacuna
Vacuum extractor (ventouse)	Aspirador al vacío
Vacuum mattress	Colchón al vácio
Vagina	Vagina
Vaginal discharge	Flujo vaginal
Vaginal spasm (vaginismus)	Espasmo vaginal (vaginismo)
Vaginal suppository	Supositorio vaginal
Vaginal swab culture	Cultivo vaginal
Valve (valvula)	Válvula
Varicose veins	Varices
Vasodilatator	Vasodilatador
Vein	Vena
Venous bleeding	Sangrado venoso (hemorragia venosa)
Venous thrombosis	Trombosis venosa
Venous ulcer (varicose ulcer)	Úlcera varicosa
Ventricle	Ventrículo
Ventricular fibrillation	Fibrilación ventricular
Ventricular hypertrophy	Hipertrofia ventricular
Ventricular septal defect	Comunicación interventricular
Ventriculography	Ventriculografia
Venule	Vénula
Vermiform appendix (cecal appaendix)	Apéndice vermiforme (apéndice cecal, apéndice)
Vertebra	Vértebra
Vertex (crown of head)	Vértice craneal
Vestibule	Vestíbulo
Viagra (sildenafil citrate)	Viagra
Vial	Frasquito
Victim	Víctima
Violent death	Muerte violenta
Viral infection	Infección viral
Virus	Virus
Visceral pleura	Pleura visceral
Visit	Visita
Visitor	Visitante
Vital signs	Signos vitales
Vital signs monitor	Monitor de signos vitales
Vitamin	Vitamina
Vitamin A (retinol)	Vitamina A (retinol)
Vitamin A deficiency	Carencia de vitamina A
Vitamin B1 (thiamin)	Vitamina B1 (tiamina)
Vitamin B1 deficiency	Carencia de vitamina B1
Vitamin B10 (factor-R)	Vitamina B10 (vitamina R)
Vitamin B11 (factor-S)	Vitamina B11 (vitamina S)
Vitamin B12 (cobalamin)	Vitamina B12 (ciancobalamina)
Vitamin B12 deficiency	Carencia de vitamina B12
Vitamin B2 (riboflavin)	Vitamina B2 (riboflavina)
Vitamin B2 deficiency	Carencia de vitamina B2
Vitamin B3 (niacin)	Vitamina B3 (niacina, vitamina PP)
Vitamin B3 deficiency	Carencia de vitamina B3
Vitamin B4 (adenine)	Vitamina B4 (adenina)
Vitamin B5 (pantothenic acid)	Vitamina B5 (ácido pantoténico)
Vitamin B6 (pyridoxine)	Vitamina B6 (piridoxina)
Vitamin B7 (inositol)	Vitamina B7 (inositol)
Vitamin B8 (biotin)	Vitamina B8 (biotina)
Vitamin B9 (folic acid)	Vitamina B9 (ácido fólico)
Vitamin C (L-ascorbic acid)	Vitamine C (enantiómero L de ácido ascórbico)
Vitamin C deficiency	Carencia de vitamina C
Vitamin D deficiency	Carencia de vitamina D
Vitamin D2 (ergocalciferol)	Vitamina D2 (ergocalciferol)
Vitamin D3 (cholecalciferol)	Vitamina D3 (colecalciferol)

Vitamin D4	Vitamina D4	**Withdrawal**	Síndrome de abstinencia
Vitamin D5 (sitocalciferol)	Vitamina D5 (sitocalciferol)	**Womb (uterus)**	Matriz (útero, seno materno)
Vitamin deficiency	Carencia de vitamina	**Wound (injury, lesion)**	Herida
Vitamin E (tocopherol)	Vitamina E (alfatocoferol)	**Wound stitching**	Suturar la herida
Vitamin F (linoleic acid)	Ácido linoleico	**Wrinkle**	Arruga
Vitamin J (choline)	Vitamina J (colina)	**Wrist**	Muñeca
Vitamin K (phylloquinone)	Vitamina K (filoquinona)	**Wry neck (torticollis)**	Tortícolis
Vitamin K deficiency	Carencia de vitamina K	**X-ray (radiography)**	Radiografía
Vitamin L1 (anthranilic acid)	Vitamina L1 (ácido antranílico)	**Yawn**	Bostezo
Vitamin P (flavonoids)	Vitamina P (flavonoide)	**Year**	Año
Vitiligo	Vitíligo	**Yellow stool**	Heces amarillas
Vocal chord	Cuerda vocal	**Yesterday**	Ayer
Voice changes	Cambios en la voz	**Yolk sac tumor (endodermal sinus tumor)**	Tumor de saco vitelino
Vomer	Vómer	**Zero**	Cero
Vomiting	Vómito (emesis)	**Zika fever**	Fiebre del Zika
Vomiting of blood (hematemesis)	Vómito de sangre (hematemesis)	**Zinc**	Zinc (cinc)
Vomiting without nausea (cerebral vomiting)	Vómito sin náusea (vómito cerebral)	**Zinc ointment**	Pasta de óxido de zinc
Vulva	Vulva	**Zoonosis**	Zoonosis
Waiting -room	Sala de espera		
Walker (walking frame)	Andador		
Ward	Sala (pabellón)		
Wardrobe (cupboard, cabinet)	Armario		
Warm sweaty palms	Palmas de las manos calientes y mojadas		
Wart	Verruga		
Wash basin	Palangana (ajofaina)		
Water	Agua		
Water birth	Parto en agua		
Water-soluble tablets	Solubilizantes (comprimidos dispersables en agua)		
Watery eyes	Ojos llorosos		
Watery stool	Heces acuosas		
Weakness	Debilidad		
Weber test	Prueba de Weber		
Week	Semana		
Weight loss (weight reduction)	Pérdida de peso		
Wet gangrene	Gangrena húmeda		
Wheelchair	Silla de ruedas		
Window	Ventana		
Windpipe (trachea)	Tráquea		

ABOUT THE AUTHOR

Edita Ciglenečki is medical translator with Academic degrees in Biomedical Sciences and Public Health Sciences. Besides Croatian, being her mother tongue, she is a holder of international diplomas in English, French and Italian language. For many years she worked as a medical professional inside the travel industry. This dictionary is the product of her own working experience built on her passion for travelling, medicine and language skills.

www.ingramcontent.com/pod-product-compliance
Lightning Source LLC
LaVergne TN
LVHW011715230826
846091LV00015BA/4164

* 9 7 8 1 9 8 4 0 5 5 6 5 1 *